# 基层医疗卫生服务人员培训教程
# 临床常用诊疗技术

**主　编**　朱秀华　夏　岚　李　松
**副主编**　李古月　赵　敏　杜志勇

**编　者**（以姓氏笔画为序）

| | | | |
|---|---|---|---|
| 田淑军 | 湖北三峡职业技术学院 | 张　靓 | 宜昌市夷陵医院 |
| 朱文静 | 湖北三峡职业技术学院 | 张丽娟 | 湖北三峡职业技术学院 |
| 朱秀华 | 湖北三峡职业技术学院 | 周双双 | 湖北三峡职业技术学院 |
| 刘兰香 | 湖北三峡职业技术学院 | 赵　敏 | 湖北三峡职业技术学院 |
| 杜志勇 | 宜昌市中心人民医院 | 夏　岚 | 湖北三峡职业技术学院 |
| 李　松 | 宜昌市中心人民医院 | 徐凤英 | 湖北三峡职业技术学院 |
| 李古月 | 湖北三峡职业技术学院 | 高丽园 | 湖北三峡职业技术学院 |
| 杨美玲 | 湖北三峡职业技术学院 | 郭嘉丽 | 湖北三峡职业技术学院 |
| 余　路 | 湖北三峡职业技术学院 | 黄　波 | 湖北三峡职业技术学院 |
| 张　彩 | 湖北三峡职业技术学院 | 蒋梦莎 | 湖北三峡职业技术学院 |

人民卫生出版社
·北　京·

图书在版编目（CIP）数据

基层医疗卫生服务人员培训教程. 临床常用诊疗技术 / 朱秀华，夏岚，李松主编. -- 北京 ： 人民卫生出版社，2024. 7. -- ISBN 978-7-117-36481-2

I. R199. 2

中国国家版本馆 CIP 数据核字第 2024TP9401 号

| | | |
|---|---|---|
| 人卫智网 | www.ipmph.com | 医学教育、学术、考试、健康，购书智慧智能综合服务平台 |
| 人卫官网 | www.pmph.com | 人卫官方资讯发布平台 |

**基层医疗卫生服务人员培训教程——临床常用诊疗技术**
Jiceng Yiliao Weisheng Fuwu Renyuan Peixun Jiaocheng
——Linchuang Changyong Zhenliao Jishu

主　　编：朱秀华　夏　岚　李　松
出版发行：人民卫生出版社（中继线 010-59780011）
地　　址：北京市朝阳区潘家园南里 19 号
邮　　编：100021
E - mail：pmph @ pmph.com
购书热线：010-59787592　010-59787584　010-65264830
印　　刷：三河市国英印务有限公司
经　　销：新华书店
开　　本：787 × 1092　1/16　　印张：11　　插页：1
字　　数：247 千字
版　　次：2024 年 7 月第 1 版
印　　次：2024 年 8 月第 1 次印刷
标准书号：ISBN 978-7-117-36481-2
定　　价：59.00 元

打击盗版举报电话：010-59787491　E-mail：WQ @ pmph.com
质量问题联系电话：010-59787234　E-mail：zhiliang @ pmph.com
数字融合服务电话：4001118166　E-mail：zengzhi @ pmph.com

# 基层医疗卫生服务人员培训教程
## 编审委员会

# 序言一

党的二十大报告指出："发展壮大医疗卫生队伍，把工作重点放在农村和社区。"基层医疗卫生工作是我国医疗卫生事业的"网底"，同时也是相对薄弱区域。很早以前我们就意识到，要筑牢基层医疗卫生保障网，必须要加强基层卫生人才队伍建设，提升基层医疗卫生服务能力和水平。为此，湖北省卫生健康委员会和湖北省基层卫生协会筹划并启动了湖北省基层卫生人才能力提升培训。

为了解基层实际需求，历时半年多对省内各基层医疗机构管理人员、临床一线医务人员进行广泛调研，以基层实际需求为导向，以补短板为目标，制定切实可行的培训方案，选择基层可用的培训内容，确立科学合理的考核方式。在团队精心组织下，培训工作得以顺利进行。更让人欣慰的是，为期半年多的第一轮培训结束后，学员反响热烈，认为培训内容针对性强，解决实际工作问题，对基层工作帮助很大。我在与学员的交流中还了解到，医学教材卷帙浩繁，但多对基层工作针对性不够、指导性不强，遂萌生出根据基层医务人员实际需要编写一套系列教材的想法，将基层卫生培训规范化，以便更好地服务于基层卫生人才业务能力提升。

此想法与湖北三峡职业技术学院沈曙红院长不谋而合，遂委托该校老师开发基层医疗卫生服务人员培训教程系列教材，包括5个分册："临床常用诊疗技术"介绍体格检查、基本操作和心电图检查；"常见疾病诊疗"介绍常见慢性病、常见内外科急症、常见妇产科疾病、常见儿科疾病及脑卒中诊疗；"中医适宜技术"介绍针灸技术、推拿技术、其他技术和中医养生，涵盖范围主要是中医常用的实用技术和养生方法；"公共卫生服务技术"介绍预防医学基本理论知识和国家基本公共卫生服务技术规范；"常见疾病用药指导"介绍合理用药基础、基层常见疾病及特殊人群用药指导和实用中药饮片基础。

基层医疗卫生服务人员培训教程系列教材结合基层医疗卫生健康工作的实际需求，坚持科学、开放、先进、实用的原则。教材语言精练，表述规范，内容翔实，图文并茂。知识点由易到难、由浅入深，易于理解掌握。同时教材采用了纸数融合出版的形式，配套了数字化教学资源（视频、微课、动画等），方便读者时时、处处、反复学习。

该系列教材最独特之处在于内容实用，包含基层需要的诊疗技术、疾病诊治、公共卫生、中医技术以及用药指导五个方面，适应基层医疗卫生人才需求，贴近基层医疗卫生实际。采用独特的模块化设计，使教材内容实用化。在每项任务前均设有情景导入，引出问题，注重培养学习者独立思考、自主学习、解决问题的能力，助力于培养"小病善治、大病善识、慢病善管、重病善转"的合格基层医疗卫生服务人员。该系列教材是一套可供基层医疗卫生机构医师、药师、公共卫生服务人员、护理人员及其他卫生技术人员等使用的优质培训教材。

囿于水平、人力、时间，系列教材中会有不尽恰当的地方，欢迎广大读者、基层医务人员和专家赐教、批评。

李正一
2024年4月

# 序言二

20 世纪 70 年代，我做过赤脚医生，80 年代大学毕业后在原卫生部长期从事基层卫生管理工作，90 年代中期在国内边远地区贫困县担任负责扶贫和卫生工作的副县长。因此，关注基层医疗卫生，既是工作的缘故，也是我内心深处的情怀所在。

工作期间，我经历了数轮医疗卫生改革，也见证了我国基层医疗卫生事业的发展历程。新中国建立之初，党和政府即对基层卫生队伍建设十分重视，并创造性地建立了与农村地区社会经济水平相适应的"半农半医"赤脚医生队伍。70 多年过去了，基层卫生队伍经历了卫生员、赤脚医生、乡村医生、乡村全科助理执业医师的不同发展阶段，成为新时代我国基层医疗卫生高质量发展不可或缺的力量。

长期在农村和卫生管理部门的工作经历，使我深刻认识到基层卫生工作对于能否实现"人人健康"的目标至关重要。要筑牢基层医疗卫生保障网，必须加强基层卫生人才队伍建设，提升基层医疗卫生服务能力和水平。政府一贯重视基层卫生工作，采取了一系列政策措施予以加强，取得了积极的成效。随着国家乡村振兴战略和健康中国战略的不断推进，基层医疗卫生机构承担的任务日益繁重，对医疗卫生人才的需求也愈加迫切。然而，基层医疗卫生人才短缺的问题依然突出，相关人员的专业技能和服务能力方面仍需要持续加强。

针对这一现状，湖北省基层卫生协会和湖北三峡职业技术学院积极发挥职业教育的优势，组织编写了这套基层医疗卫生服务人员培训教程。本套教材紧密围绕基层医疗实际工作需求，注重理论与实践相结合，旨在提升基层医疗卫生人员的专业技能和服务水平，为基层医疗健康事业贡献力量。

基层医疗卫生服务人员培训教程包括"临床常用诊疗技术""常见疾病诊疗""中医适宜技术""公共卫生服务技术""常见疾病用药指导"5 个分册，涉及多个领域，内容全面，实用性强。通过学习这些教材，读者可以系统掌握现代医疗知识，了解最新的医疗政策和技术动态，培养医德医风，成为既有医术又有仁爱之心的优秀基层医疗卫生人才。这套教材可作为基层医务工作人员提升自身业务水平的重要参考书籍。

衷心希望本套教材能够成为培养高素质基层医疗卫生人才的重要工具，为促进我国基层卫生事业的发展作出新的贡献。祝愿所有使用本教材的读者学有所成，成为人民健康的守护者。

2024 年 5 月 6 日于北京

# 前　言

"临床常用诊疗技术"是医药卫生类相关专业人员必须掌握的一门素质拓展课程，同时也是一门连接基础医学与临床医学的桥梁课程，主要内容是学习临床基本技能。为适应我国高等医学教育的改革与发展，培养基层医师掌握临床常用基本技能操作，编委会按照《临床执业医师考试大纲》的实践技能考试要求编写了本书。

在教材的编写过程中，我们始终以习近平新时代中国特色社会主义思想为指引，将思政教育、职业素养、"工匠精神和劳模精神"的人才培养要求与教材内容融为一体，在培养医师医学专业技术能力的同时，也培养其"仁心、仁术、仁爱"的职业素养，做好人民健康的"守门人"。

本教材包括三大项目，主要内容为：体格检查、基本操作和心电图检查。每个项目下又分出不同的学习任务，通过案例导入和相关临床理论知识的学习，使读者在临床情境中完成学习任务，并对其作出相应的任务评价，以培养基层医师的临床实践能力。此外，本教材还拓展出操作评分标准，创新了教学评价，促使教学目的从"以知识传授为主"转变为"促进学生知识、能力、素质的全面发展"。

随着社会和医疗卫生事业的发展和信息化教学的普及，高等教育领域对教材建设提出了更高的期望和能力要求。本教材紧紧围绕"培养从事临床医疗工作的医师"这一目标，参考新版《临床执业助理医师资格考试大纲》《本科医学教育标准—临床医学专业（试行）》等资料，采纳了院校师生和临床医师的意见，考虑到了学生在校学习与毕业后继续教育相衔接的教育、教学体系，融合现代数字网络教学技术，以期为读者提供生动、及时、丰富的专业相关信息。

本教材可供基层临床医师使用，也可供医药卫生类专业相关从业者使用。

本次的编写得到了编写组全体成员及全国兄弟院校同仁的热情关心与大力支持。全体编委与参加新型融合教材制作的技术人员，秉承着认真负责的精神，使本教材的编写工作得以顺利完成，在此表示诚挚的感谢。由于时间紧、任务重，特别是数字化资料的相关内容目前还处于探索阶段，如有编写不当之处，敬请广大师生和读者不吝赐教，惠予指正。

朱秀华　夏　岚　李　松

2024 年 3 月

# 目　录

# 项目一
# 体格检查

- 模块一　一般检查
- 模块二　头部检查
- 模块三　颈部检查
- 模块四　胸部检查
- 模块五　腹部检查
- 模块六　脊柱、四肢、肛门检查
- 模块七　神经系统检查

# 模块一 一般检查

## 任务一
## 生命体征检查

### 任务目标

1. **素质目标** 具有医者仁心的职业素养。
2. **知识目标** 掌握生命体征检查的内容和注意事项。
3. **能力目标** 能够熟练进行生命体征检查并对结果进行正确判读。

### 任务导入

万某，男性，26岁，淋雨后出现发热就诊，拟行生命体征检查。

要求：① 完成生命体征检查；② 告知被检查者检查结果并解读。

### 相关理论知识

1. **体温** 人体的正常体温一般为36.3～37.2℃，在不同个体之间略有差异，且常受机体内外因素的影响稍有波动。在24h内，下午体温较早晨稍高，剧烈运动、劳动和进餐后体温也可略升高，但一般波动范围不超过1℃。妇女月经前及妊娠期体温略高于正常。

测量体温

以口腔温度为标准，按发热的程度可分为：

（1）低热：体温为37.3～38.0℃。

（2）中热：体温为38.1～39.0℃。

（3）高热：体温为39.1～41.0℃。

（4）超高热：体温在41℃以上。

2. **脉搏** 检查时需对比检查部位（可选择桡动脉、肱动脉、股动脉、颈动脉及足背动脉）两侧的脉搏搏动情况，正常人两侧脉搏差异很小，不易觉察，患某些疾病时两侧脉搏明显不同。

（1）正常成人在安静、清醒情况下的脉搏为60～100次/min。通常，老年人的脉搏偏慢，女性的脉搏稍快，儿童的脉搏较快，<3岁的儿童的脉搏多在100次/min以上。此外，还需观察脉搏与心率是否一致。

（2）正常人的脉律规则：窦性心律不齐者的脉律可随呼吸改变，吸气时增快，呼气时减慢。发生各种心律失常时，均可影响脉律。

3. **呼吸** 正常成人静息状态下的呼吸频率为12～20次/min，呼吸与脉搏之比约为1∶4，新生儿的呼吸频率约为 44 次 /min，随着年龄的增长，呼吸频率逐渐减慢。呼吸节律基本上是均匀而整齐的，病理状态下往往会出现各种呼吸节律的变化。

测量脉搏和呼吸

　　成年男性和儿童的呼吸以膈肌运动为主，形成腹式呼吸；女性呼吸以肋间肌运动为主，形成胸式呼吸。实际上，在人呼吸时，这 2 种呼吸运动均不同程度同时存在。

　　4. 血压　　正常成人血压标准的制定经历了多次改变，主要根据大规模流行病学资料分析获得。目前我国采用的血压分类和标准见表 1-1-1。

表 1-1-1　血压水平的定义和分类

| 类别 | 收缩压 /mmHg | | 舒张压 /mmHg |
|---|---|---|---|
| 正常血压 | <120 | 和 | <80 |
| 正常高值 | 120 ～ 139 | 和 / 或 | 80 ～ 89 |
| 高血压 | ≥140 | 和 / 或 | ≥90 |
| 　1 级高血压（轻度） | 140 ～ 159 | 和 / 或 | 90 ～ 99 |
| 　2 级高血压（中度） | 160 ～ 179 | 和 / 或 | 100 ～ 109 |
| 　3 级高血压（重度） | ≥180 | 和 / 或 | ≥110 |
| 单纯收缩期高血压 | ≥140 | 和 | <90 |

　　注：当患者的收缩压与舒张压值分属于不同级别时，以较高的分级为准；单纯收缩期高血压也可按收缩压水平不同分为 1 级、2 级、3 级。

　　2017 年，美国心脏病学会等 11 个学会提出了新的高血压诊断标准（血压≥130/80mmHg）和治疗目标值（血压<130/80mmHg），这对于高血压的早预防、早治疗具有积极意义。目前，我国正在积累分析更多的证据和研究，以进一步确定我国高血压的诊断标准和治疗目标值。

测量血压

**任务实施**

　　生命体征测量技术操作流程见表 1-1-2。

表 1-1-2　生命体征测量技术操作流程

| 检查步骤 | 操作内容 | | 注意事项 |
|---|---|---|---|
| 检查前准备 | 器物准备 | 诊断床一张、病历夹一个、血压计一具、体温计一具、记录笔一支 | 1. 生命体征以视诊、触诊、听诊为主进行检查 2. 测量血压时，被检查者半小时内禁烟、禁咖啡、 |
| | 环境准备 | 光线充足，室温及手温适宜 | |
| | 检查者准备 | （1）仪表端庄，服装整洁，指甲修剪 （2）体检前告知被检查者检查目的 （3）检查前快速手消 （4）站于被检查者前方或右侧 | |
| | 被检查者准备 | 被检查者取坐位或卧位 | |

续表

| 检查步骤 | | 操作内容 | 注意事项 |
|---|---|---|---|
| 检查实施 | 体温 | （1）测量前，确认体温计汞柱甩至35℃以下<br>（2）测量时，将体温计水银端置于被检查者腋窝深处，嘱被检查者用上臂将体温计夹紧，10min后读取体温计数值 | 排空膀胱，安静环境下休息至少5min |
| | 脉搏 | （1）以示指、中指、环指触诊被检查者桡动脉近手腕处，稍加压力，触诊30s以上，计数桡动脉的搏动次数，计算脉搏<br>（2）注意被检查者脉搏搏动的节律、强弱、速率，注意双侧脉搏搏动情况的对比 | |
| | 呼吸 | （1）观察被检查者的胸部起伏，判断胸式呼吸和腹式呼吸，观察30s以上，计算呼吸频率<br>（2）观察被检查者的呼吸节律 | |
| | 血压 | （1）检查血压计<br>（2）暴露被检查者上肢并轻度外展，肘部置于心脏同一水平<br>（3）将血压计气袖均匀紧贴皮肤缠于被检查者的上臂，使其下缘在肘窝以上2~3cm，气袖中央位于肱动脉表面<br>（4）触诊肱动脉，将听诊器置于肱动脉搏动处，边听诊边向袖袋内充气，待肱动脉搏动音消失，再加压升高30mmHg后，缓慢放气；双眼随血压计汞柱下降，平视汞柱表面，读出血压值。间隔1~2min后再次进行血压测量。2次血压测量结果相差＞5mmHg时，应再次测量，结果取多次测量的平均值<br>（5）双侧脉搏不对称或初次测量血压不正常者，应进行对侧血压测量 | |
| 检查后整理 | | （1）体检结束后告知被检查者检查结果（是否正常）<br>（2）协助被检查者整理衣物，感谢被检查者配合<br>（3）快速手消 | |

## 任务评价

生命体征检查任务学习自我检测单见表1-1-3。

表1-1-3　生命体征检查任务学习自我检测单

| 姓名 | | 专业 | 班级 | 学号 |
|---|---|---|---|---|
| 理论知识 | 检查前准备： | | | |
| | 生命体征检查结果判读： | | | |

续表

| 检查实施 | 操作内容： |
| --- | --- |
| | 注意事项： |

（朱秀华　张丽娟）

## 任务二

# 淋巴结检查

### 任务目标

1. **素质目标**　具有医者仁心的职业素养。
2. **知识目标**　掌握浅表淋巴结检查的内容和注意事项。
3. **能力目标**　能够熟练进行浅表淋巴结检查并对结果进行正确判读。

### 任务导入

潘某，男性，46岁，发现右耳后包块1周就诊，拟行浅表淋巴结检查。

要求：① 完成浅表淋巴结检查；② 告知被检查者检查结果并解读。

### 相关理论知识

淋巴结分布于全身，一般体格检查只能检查身体各部表浅的淋巴结，正常情况下，淋巴结较小，直径多在 0.2~0.5cm，质地柔软，表面光滑，与周围组织无粘连，不易触及，亦无压痛。

淋巴结肿大按其分布可分为局限性淋巴结肿大和全身性淋巴结肿大。

**1. 局限性淋巴结肿大**　通常见于非特异性淋巴结炎、淋巴结结核、恶性肿瘤淋巴结转移。

（1）非特异性淋巴结炎：由引流区域的急、慢性炎症引起。通常，在急性炎症初始，肿大的淋巴结柔软、有压痛、表面光滑、无粘连，肿大至一定程度即停止。慢性炎症时淋巴结较硬，最终淋巴结可缩小或消退。

（2）淋巴结结核：肿大的淋巴结常发生于颈部血管周围，呈多发性，质地稍硬，大小不等，可相互粘连或与周围组织粘连，如发生干酪样坏死，则可触及波动感。

（3）恶性肿瘤淋巴结转移：肿大的淋巴结质地坚硬或有橡皮样感，表面可光滑或突起，与周围组织粘连，不易推动，一般无压痛。

**2．全身性淋巴结肿大**　可分为感染性疾病和非感染性疾病。

（1）感染性疾病：病毒感染见于传染性单核细胞增多症、艾滋病；细菌感染见于布鲁菌病、血行播散型肺结核等；螺旋体感染见于梅毒、鼠咬热；原虫与寄生虫感染见于黑热病、丝虫病。

（2）非感染性疾病：见于结缔组织疾病中的系统性红斑狼疮、干燥综合征等；血液系统疾病中的急慢性白血病、淋巴瘤、恶性组织细胞病等。

## 任务实施

淋巴结检查技术操作流程见表 1-1-4。

表 1-1-4　淋巴结检查技术操作流程

| 检查步骤 | | 操作内容 | 注意事项 |
|---|---|---|---|
| 检查前准备 | 器物准备 | 诊断床一张、病历夹一个、记录笔一支 | 1．检查淋巴结的常用方法是视诊和触诊。视诊时不仅要注意局部征象（包括皮肤是否隆起、颜色有无变化，有无皮疹、瘢痕、瘘管），也要注意全身状态<br>2．检查手法为检查者将示指、中指、环指三指并拢，指腹平放于被检查部位的皮肤上，进行滑动触诊 |
| | 环境准备 | 光线充足，室温及手温适宜 | |
| | 检查者准备 | （1）仪表端庄，服装整洁，指甲修剪<br>（2）体检前告知被检查者检查目的<br>（3）检查前快速手消<br>（4）站于被检查者前方或右侧 | |
| | 被检查者准备 | 被检查者取坐位或卧位 | |
| 检查实施 | 头颈部淋巴结检查 | 被检查者取坐位，检查者站于被检查者前方<br>（1）视诊：观察皮肤是否隆起、颜色有无变化，有无皮疹、瘢痕、瘘管<br>（2）触诊：嘱被检查者头稍低，并偏向检查侧，放松肌肉，有利触诊。检查者手指紧贴检查部位，由浅及深进行滑动触诊。一般顺序：耳前淋巴结、耳后淋巴结、枕淋巴结、下颌下淋巴结、颏下淋巴结、颈前淋巴结、颈后淋巴结、锁骨上淋巴结（图 1-1-1） | |
| | 锁骨上淋巴结检查 | 被检查者取坐位，检查者站于被检查者前方<br>（1）视诊：观察皮肤是否隆起、颜色有无变化，有无皮疹、瘢痕、瘘管<br>（2）触诊：嘱被检查者头部稍向前屈，检查者双手进行触诊，左手检查右侧锁骨上淋巴结，右手检查左侧锁骨上淋巴结，由浅入深进行滑动触诊 | |

续表

| 检查步骤 | 操作内容 | 注意事项 |
|---|---|---|
| 检查实施 | **腋窝淋巴结检查**<br><br>被检查者取坐位，检查者站于被检查者前方<br>（1）视诊：观察皮肤是否隆起、颜色有无变化，有无皮疹、瘢痕、瘘管<br>（2）触诊：检查右侧腋窝淋巴结时，检查者以右手握被检查者右手，使其前臂稍外展，左手自腋窝顶部沿胸壁自上而下进行触诊；检查左侧腋窝淋巴结时，检查者以左手握被检查者左手，使其前臂稍外展，以右手进行触诊。腋窝淋巴结检查顺序：腋尖淋巴结群、中央淋巴结群、胸肌淋巴结群、肩胛下淋巴结群、外侧淋巴结群（图 1-1-2） | |
| | **滑车上淋巴结检查**<br><br>被检查者取坐位，检查者站于被检查者前方<br>（1）视诊：观察皮肤是否隆起、颜色有无变化，有无皮疹、瘢痕、瘘管<br>（2）触诊：检查左侧滑车上淋巴结时，检查者以左手托扶被检查者前臂，以右手向滑车上由浅入深进行触诊；检查右侧滑车上淋巴结时，检查者以右手托扶被检查者前臂，以左手向滑车上由浅入深进行触诊（图 1-1-3） | |
| | **腹股沟淋巴结检查**<br><br>嘱被检查者平卧，下肢伸直，检查者站于被检查者右侧<br>（1）视诊：观察皮肤是否隆起、颜色有无变化，有无皮疹、瘢痕、瘘管<br>（2）触诊：检查者右手示指、中指、环指三指并拢，以指腹触及腹股沟，由浅及深滑动触诊，先触诊腹股沟上群（位置：腹股沟韧带下，与韧带平行排列），再触诊腹股沟下群（位置：大隐静脉上段，沿静脉走向排列）。左右侧腹股沟对比检查（图 1-1-4） | |
| 检查后整理 | （1）体检结束后告知被检查者检查结果（是否正常）<br>（2）感谢被检查者配合<br>（3）快速手消 | |

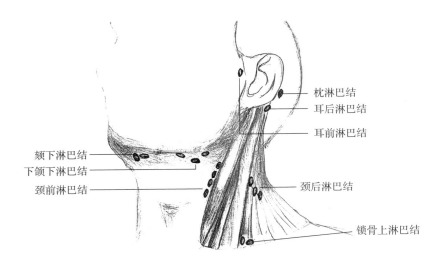

图 1-1-1 颈部淋巴结群

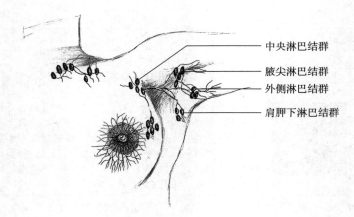

中央淋巴结群
腋尖淋巴结群
外侧淋巴结群
肩胛下淋巴结群

图 1-1-2    腋窝淋巴结

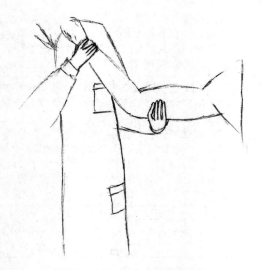

图 1-1-3    滑车上淋巴结触诊

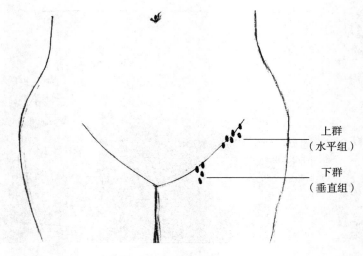

上群
（水平组）

下群
（垂直组）

图 1-1-4    腹股沟淋巴结

## 任务评价

淋巴结检查任务学习自我检测单见表1-1-5。

表1-1-5　淋巴结检查任务学习自我检测单

| 姓名 | | 专业 | 班级 | 学号 |
|---|---|---|---|---|
| 理论知识 | 检查前准备： | | | |
| | 淋巴结检查结果判读： | | | |
| 检查实施 | 操作内容： | | | |
| | 注意事项： | | | |

（朱秀华　朱文静）

# 模块二　头部检查

任务一

# 外眼、瞳孔和巩膜检查

## 任务目标

1. **素质目标**　具有医者仁心的职业素养。
2. **知识目标**　掌握外眼和瞳孔检查的内容和注意事项。
3. **能力目标**　能够熟练进行外眼和瞳孔检查并对结果进行正确判读。

## 任务导入

王某，女性，64岁，双眼畏光、流泪伴异物感3d就诊，拟行外眼和瞳孔检查。

要求：① 完成外眼和瞳孔检查；② 告知被检查者检查结果并解读。

## 相关理论知识

1. **外眼检查**　外眼检查包括眼睑、结膜、眼球运动的检查。

（1）眼睑检查：检查时应注意有无睑内翻、上睑下垂、眼睑闭合障碍、眼睑水肿。

（2）结膜检查：结膜分为睑结膜、结膜穹窿与球结膜三部分。结膜不同的病理表现可见于不同疾病：① 结膜充血时黏膜发红、血管充盈，见于结膜炎、角膜炎；② 结膜出现颗粒与滤泡时见于沙眼；③ 结膜苍白见于贫血；④ 结膜发黄见于黄疸；⑤ 结膜上有多少不等、散在分布的出血点时，可见于感染性心内膜炎；⑥ 结膜内有充血性分泌物时见于急性结膜炎。除沙眼、春季卡他性结膜炎外，几乎所有的结膜炎症在下睑结膜的表现都比上睑结膜更明显。

（3）眼球运动检查：眼球的每一运动方向受双眼的一对配偶肌支配，若有某一方向的运动受限，则提示该对配偶肌功能障碍，并伴有复视。双侧眼球发生的一系列有规律的快速往返运动，称为眼球震颤。自发的眼球震颤多见于耳源性眩晕、小脑疾病和视力严重低下等。

2. **瞳孔检查**　检查瞳孔时应注意瞳孔的形状、大小、位置，双侧是否等圆、等大，对光反射、集合反射情况等。正常瞳孔为圆形，双侧等大，患青光眼或眼内出现肿瘤时可呈椭圆形，虹膜粘连时形状可不规则。生理情况下，婴幼儿和老年人的瞳孔较小，青少年的瞳孔较大，兴奋或在暗处时瞳孔扩大；病理情况下，瞳孔缩小见于虹膜炎症、中毒、药物反应等；瞳孔扩大见于外伤、颈交感神经刺激、青光眼绝对期、视神经萎缩、药物影响等。一侧眼交感神经麻痹可引起霍纳综合征（Horner syndrome），出现瞳孔缩小、眼睑下垂和眼球内陷，伴同侧结膜充血及面部无汗等临床症状。

（1）双侧瞳孔大小不等常提示颅内病变，如脑外伤、脑肿瘤、中枢神经梅毒、脑疝等。双侧瞳孔大小不等且变化不定时可能是中枢神经和虹膜神经支配障碍。如双侧瞳孔大小不等，且伴有对光反射减弱或消失及神志不清，往往是中脑功能损害的表现。

（2）对光反射是检查瞳孔功能活动的测验。瞳孔对光反射迟钝或消失，多见于昏迷患者。

（3）动眼神经功能损害时，睫状肌和双眼内直肌麻痹，集合反射和调节反射均消失。

**3．巩膜检查** 巩膜不透明，因血管极少，故为瓷白色。发生黄疸时，巩膜较其他黏膜先出现黄染而容易被发现。这种黄染在巩膜上的表现是连续的，近角膜、巩膜交界处较轻，越远则黄染越明显。检查巩膜时，可让患者向内下视，暴露巩膜的外上部分更容易发现黄疸。中老年人的内眦部可出现黄色斑块，为脂肪沉着所形成，这种斑块呈不均匀性分布，应与黄疸鉴别。血液中有其他黄色色素成分如胡萝卜素等增多时，也可引起皮肤黏膜黄染，但其表现与黄疸时出现的巩膜黄染有区别。

## 任务实施

外眼和瞳孔检查技术操作流程见表 1-2-1。

表 1-2-1 外眼和瞳孔检查技术操作流程

| 检查步骤 | | 操作内容 | 注意事项 |
|---|---|---|---|
| 检查前准备 | 器物准备 | 诊断桌椅一套、病历夹一个、记录笔一支 | 1．翻眼睑时动作要轻巧、柔和，以免引起被检查者痛苦和流泪 2．检查后轻轻向前下方牵拉上睑，同时嘱被检查者向上看，使眼睑恢复至正常位置 |
| | 环境准备 | 光线充足，室温及手温适宜 | |
| | 检查者准备 | （1）仪表端庄，服装整洁，指甲修剪 （2）体检前告知被检查者检查目的 （3）检查前快速手消 （4）站于被检查者前方或右侧 | |
| | 被检查者准备 | 被检查者取坐位或卧位 | |
| 检查实施 | 眼睑检查 | 嘱被检查者重复闭眼、睁眼动作，观察有无眼睑水肿、上睑下垂、眼睑闭合障碍、睑内翻 | |
| | 结膜检查 | （1）检查时，用右手检查被检查者左眼，左手检查被检查者右眼 （2）用示指和拇指捏住被检查者上睑中外 1/3 交界处边缘，嘱被检查者向下看，此时轻轻向前下方牵拉，然后示指向下压迫睑板上缘，并与拇指配合将睑缘向上捻转即可将眼睑翻开 （3）观察被检查者睑结膜是否苍白或充血、有无颗粒滤泡和分泌物，球结膜有无充血或水肿 （4）检查结束后，轻轻向前下方牵拉上睑，同时嘱被检查者向上看，使眼睑恢复至正常位置（图 1-2-1） | |

续表

| 检查步骤 | | 操作内容 | 注意事项 |
|---|---|---|---|
| 检查实施 | 巩膜检查 | （1）嘱被检查者向内下视，暴露巩膜的外上部分<br>（2）观察被检查者巩膜有无黄染，黄染有无连续性<br>（3）观察内眦部有无不均匀分布的黄色斑块 | |
| | 眼球运动 | （1）检查者将目标物（棉签或手指尖竖立）置于被检查者眼前 30~40cm 处<br>（2）嘱被检查者固定头位，眼球随目标方向移动。目标物按左—左上—左下，右—右上—右下 6 个方向的顺序进行<br>（3）嘱被检查者眼球随检查者手指所示方向（水平方向和垂直方向）运动数次，观察被检查者眼球运动情况<br>（4）观察是否出现眼球震颤 | |
| | 瞳孔对光反射 | 1. 直接对光反射<br>（1）嘱被检查者注视正前方，检查者将瞳孔笔光线自侧方迅速照射被检查者瞳孔，观察该侧瞳孔的变化，移开光源后再次观察瞳孔变化<br>（2）用同样的方法检查对侧瞳孔<br>2. 间接对光反射<br>（1）用手或遮挡物置于被检查者鼻梁上，遮挡光线，用瞳孔笔照射一侧瞳孔，观察对侧瞳孔有无缩小<br>（2）用同样的方法检查对侧瞳孔 | |
| | 集合反射 | 嘱被检查者注视检查者 1m 外的手指尖（右手示指竖立），然后将手指逐渐移近被检查者的眼球，距离眼球 5~10cm 处观察被检查者双眼球是否内聚，瞳孔是否缩小 | |
| 检查后整理 | | （1）体检结束后告知被检查者检查结果（是否正常）<br>（2）感谢被检查者配合<br>（3）快速手消 | |

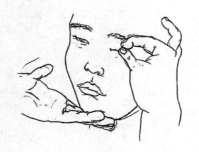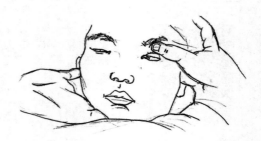

图 1-2-1　翻转眼睑检查上睑结膜

## 任务评价

外眼、瞳孔检查任务学习自我检测单见表 1-2-2。

表 1-2-2  外眼、瞳孔检查任务学习自我检测单

| 姓名 | | 专业 | 班级 | | 学号 | |
|---|---|---|---|---|---|---|
| 理论知识 | 检查前准备: | | | | | |
| | 外眼、瞳孔和巩膜检查结果判读: | | | | | |
| 检查实施 | 操作内容: | | | | | |
| | 注意事项: | | | | | |

（朱秀华  张丽娟）

### 任务二

# 咽部、扁桃体检查

## 任务目标

1. **素质目标**  具有医者仁心的职业素养。
2. **知识目标**  掌握咽部和扁桃体检查的内容和注意事项。
3. **能力目标**  能够熟练进行咽部和扁桃体检查并对结果进行正确判读。

## 任务导入

　　秦某，男性，36 岁，咽痛 1 周就诊，拟行咽部和扁桃体检查。

　　要求：① 完成咽部和扁桃体检查；② 告知被检查者检查结果并解读。

## 相关理论知识

　　咽部分为鼻咽、口咽、喉咽三部分，通常检查口咽部。

　　1. 检查口咽部时，不同疾病可见不同症状：① 咽部黏膜充血水肿，黏膜腺分泌增多，多见于急性咽炎；② 咽部黏膜充血，表面粗糙，并可见淋巴滤泡呈簇状增殖，见于慢性咽炎；③ 扁桃体发炎时，腺体红肿增大，在扁桃体隐窝内有黄白色分泌物或渗出物形成的苔片状假膜，容易剥离。这点与咽白喉在扁桃体上所形成的假膜不同，白喉假膜不易剥离，若强行剥离则易引起出血。

　　2. 行喉咽检查时需使用间接或直接喉镜。

## 任务实施

　　咽部和扁桃体检查技术操作流程见表 1-2-3。

表 1-2-3　咽部和扁桃体检查技术操作流程

| 检查步骤 | 操作内容 | | 注意事项 |
|---|---|---|---|
| 检查前准备 | 器物准备 | 诊断桌椅一套、病历夹一个、记录笔一支 | 1. 口腔中的软腭向下延续形成前后两层黏膜皱襞，其中，前面的黏膜皱襞称为舌腭弓，后面的称为咽腭弓 |
| | 环境准备 | 光线充足，室温及手温适宜 | |
| | 检查者准备 | （1）仪表端庄，服装整洁，指甲修剪<br>（2）体检前告知被检查者检查目的<br>（3）检查前快速手消<br>（4）站于被检查者前方 | 2. 扁桃体位于舌腭弓和咽腭弓之间的扁桃体窝中，咽腭弓的后方称咽后壁。一般咽部检查通常指这个范围的检查 |
| | 被检查者准备 | 被检查者取坐位 | |
| 咽部和扁桃体检查 | | （1）嘱被检查者头略后仰，口张大并发"啊"音<br>（2）光照下，用压舌板在被检查者舌前 2/3 与后 1/3 交界处迅速下压。此时软腭上抬，在照明的配合下即可见软腭、腭垂、软腭弓、扁桃体、咽后壁等 | |
| 检查后整理 | | （1）体检结束后告知被检查者检查结果（是否正常）<br>（2）感谢被检查者配合<br>（3）快速手消 | |

## 任务评价

　　咽部和扁桃体检查任务学习自我检测单见表 1-2-4。

表1-2-4 咽部和扁桃体检查任务学习自我检测单

| 姓名 | | 专业 | 班级 | 学号 | |
|---|---|---|---|---|---|
| 理论知识 | 检查前准备: | | | | |
| | 咽部和扁桃体检查结果判读: | | | | |
| 检查实施 | 操作内容: | | | | |
| | 注意事项: | | | | |

（朱秀华 田淑军）

# 模块三　颈部检查

任务一

## 颈部血管和气管检查

### 任务目标

1. **素质目标**　具有医者仁心的职业素养。
2. **知识目标**　掌握颈部血管和气管检查的内容和注意事项。
3. **能力目标**　能够熟练进行颈部血管和气管检查并对结果进行正确判读。

### 任务导入

刘某，女性，70岁，咳嗽、气促1周，不能平卧3d就诊，拟行颈部血管和气管检查。要求：① 完成颈部血管和气管检查；② 告知被检查者检查结果并解读。

### 相关理论知识

1. **颈部血管检查**　正常人处于立位或坐位时，颈外静脉常不显露，平卧时可稍见充盈，充盈的水平仅限于锁骨上缘至下颌角距离的下 2/3 以内。若平卧位时未见颈静脉充盈，则提示低血容量状态。坐位或半坐位时如见颈静脉明显充盈、怒张或搏动为异常征象，提示颈静脉压升高，见于右心衰竭、缩窄性心包炎、心包积液、上腔静脉阻塞综合征以及胸腔、腹腔压力增加等情况。

颈动脉和颈静脉都可能发生搏动，而且位置相近。一般，静脉搏动相对柔和，范围弥散，触诊时无波动感；动脉搏动比较强劲，为膨胀性，搏动感明显。颈静脉搏动常可见于三尖瓣关闭不全等疾病。正常人颈部动脉的搏动只在剧烈活动后心搏出量增加时可见，且很微弱，如在安静状态下出现颈动脉的搏动则多见于主动脉瓣关闭不全、高血压、甲状腺功能亢进及严重贫血患者。

听诊颈部血管如发现异常杂音，应注意其部位、强度、性质、音调、传播方向和出现时间，以及被检查者姿势改变和呼吸等对杂音的影响。在颈部大血管区听到血管性杂音应考虑颈动脉或椎动脉狭窄。颈动脉狭窄处的典型杂音发自颈动脉分叉部，并向下颌部放射，出现于收缩中期，呈"吹风样"高音调性质。若在锁骨上窝处听到杂音，则可能为锁骨下动脉狭窄，见于颈内压迫。颈静脉杂音最常出现于右侧颈下部，体位变动、转颈、呼吸等可改变其性质，故与动脉杂音不同。如在右锁骨上窝听到低调、柔和、连续性的杂音，则可能为颈静脉血流快速流入上腔静脉口径较宽的球部所致，这种静脉音是生理性的，用手指压迫颈静脉后即可消失。

**2. 气管检查** 进行气管检查时，患者取坐位或者仰卧位，使颈部处于自然直立状态；医生将示指和环指分别置于两侧胸锁关节上，中指置于气管上，观察中指与示指、环指之间的间隙距离。根据两侧间隙是否等宽来判断气管有无偏移，根据气管的偏移方向可以判断病变的性质。如大量胸腔积液、积气、纵隔肿瘤以及单侧甲状腺肿大可将气管推向健侧；肺不张、肺硬化、胸膜粘连可将气管拉向患侧。

患主动脉弓动脉瘤时，由于心脏收缩时瘤体膨大将气管向后压，因而每随心脏搏动可以触到气管的向下搜动，称为 Oliver 征。

**任务实施**

颈部血管和气管检查技术操作流程见表 1-3-1。

表 1-3-1 颈部血管和气管检查技术操作流程

| 检查步骤 | | 操作内容 | 注意事项 |
|---|---|---|---|
| 检查前准备 | 器物准备 | 诊断床一张、病历夹一个、记录笔一支 | 1. 颈部检查应在平静、自然的状态下进行<br>2. 被检查者最好取舒适坐位，暴露颈部和肩部。如被检查者取卧位，也应充分暴露<br>3. 检查时手法应轻柔，如怀疑有颈椎疾病时，更应注意 |
| | 环境准备 | 光线充足，室温及手温适宜 | |
| | 检查者准备 | （1）仪表端庄，服装整洁，指甲修剪<br>（2）体检前告知被检查者检查目的<br>（3）检查前快速手消<br>（4）站于被检查者前方或右侧 | |
| | 被检查者准备 | 被检查者取坐位或卧位 | |
| 检查实施<br><br>颈部血管检查<br><br>气管检查 | 颈静脉检查 | 被检查者取坐位或仰卧位，检查者站于被检查者右侧<br>（1）视诊：观察颈外静脉，正常人在立位或坐位时常不显露，平卧时可稍见充盈，但无搏动，充盈的水平仅限于锁骨上缘至下颌角距离下 2/3 处。若取 30°～45° 的半卧位时静脉充盈度超过正常水平，或立位与坐位时可见明显静脉充盈，称为颈静脉怒张<br>（2）触诊：右手示指和中指指腹置于被检查者颈静脉处，感觉有无搏动感<br>（3）听诊：将听诊器听头置于颈部大血管处，听诊有无杂音 | |
| | 颈动脉检查 | 被检查者取仰卧位，检查者站于被检查者右侧<br>（1）视诊：观察颈动脉，安静状态下不易看到颈动脉搏动；剧烈活动后心搏出量增加时可见<br>（2）触诊：右手示指和中指指腹置于颈动脉处，感觉有无搏动感<br>（3）听诊：将听诊器听头置于颈部大血管处、锁骨上窝处，听诊有无杂音 | |
| | 气管检查 | 被检查者取坐位或仰卧位，检查者站于被检查者前方或右侧<br>（1）检查方法一（常用）：嘱被检查者头居中位，用右手中指沿胸骨切迹向后触摸气管，示指与环指分别在左、右两侧胸锁关节处，观察中指是否与其他两指等距离<br>（2）检查方法二（肥胖者）：将中指自甲状软骨（喉结处）向下触摸气管，观察中指与两侧胸乳突肌所构成间隙的大小，判断气管是否移位 | |

续表

| 检查步骤 | 操作内容 | 注意事项 |
|---|---|---|
| 检查后整理 | （1）体检结束后告知被检查者检查结果（是否正常）<br>（2）协助被检查者整理衣物，感谢被检查者配合<br>（3）快速手消 | |

## 任务评价

颈部血管和气管检查任务学习自我检测单见表 1-3-2。

表 1-3-2　颈部血管和气管检查任务学习自我检测单

| 姓名 | | 专业 | | 班级 | | 学号 | |
|---|---|---|---|---|---|---|---|
| 理论知识 | 检查前准备： | | | | | | |
| | 颈部血管和气管检查结果判读： | | | | | | |
| 检查实施 | 操作内容： | | | | | | |
| | 注意事项： | | | | | | |

（朱秀华　黄　波）

## 任务二
# 甲状腺检查

### 任务目标

1. **素质目标**　具有医者仁心的职业素养。
2. **知识目标**　掌握甲状腺检查的内容和注意事项。
3. **能力目标**　能够熟练进行甲状腺检查并对结果进行正确判读。

### 任务导入

小美，女性，36 岁，发现左侧颈部包块 1 周就诊，拟行甲状腺检查。

要求：① 完成甲状腺检查；② 告知被检查者检查结果并解读。

### 相关理论知识

甲状腺位于甲状软骨下方和两侧，正常为 15 ~ 25g，表面光滑柔软，不易触及。甲状腺检查方法包括视诊、触诊、听诊。（图 1-3-1）

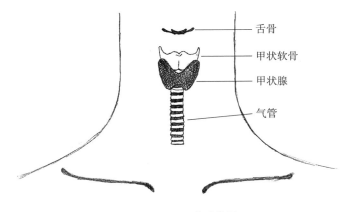

图 1-3-1　甲状腺位置

1. **视诊**　主要观察甲状腺的大小和对称性。正常人甲状腺外观不突出，女性在青春发育期可略增大。

2. **触诊**　较视诊更能明确甲状腺的轮廓及病变的性质。触诊包括甲状腺峡部和甲状腺侧叶的检查。

甲状腺肿大可分为三度：不能看到肿大但能触及者为Ⅰ度，能看到肿大又能触及者，但在胸锁乳突肌以内者为Ⅱ度，超过胸锁乳突肌外缘者为Ⅲ度。引起甲状腺肿大的常见疾病一般见于：甲状腺功能亢进、单纯性甲状腺肿、甲状腺癌、慢性淋巴性甲状腺炎（桥本甲状腺炎）、甲状旁腺腺瘤。

3．**听诊**　对甲状腺进行听诊时，如听到低调、连续性的静脉嗡鸣音，对诊断甲状腺功能亢进症很有帮助。弥漫性甲状腺肿伴功能亢进者，还可以听到收缩期动脉杂音。

## 任务实施

甲状腺测量技术操作流程见表 1-3-3。

表 1-3-3　甲状腺测量技术操作流程

| 检查步骤 | 操作内容 | | 注意事项 |
|---|---|---|---|
| 检查前准备 | 器物准备 | 诊断桌椅一套、病历夹一个、记录笔一支 | 甲状腺解剖学位置较隐蔽，在检查中需要双手配合做推挤动作，部分被检查者在检查过程中有不适感，所以既要注意动作轻柔，也要注意检查充分 |
| | 环境准备 | 光线充足，室温及手温适宜 | |
| | 检查者准备 | （1）仪表端庄，服装整洁，指甲修剪<br>（2）体检前告知被检查者检查目的<br>（3）检查前快速手消<br>（4）站于被检查者前方或后方 | |
| | 被检查者准备 | 被检查者取坐位或卧位 | |
| 检查实施 | 1．视诊　观察颈部两侧是否对称、有无异常隆起的包块，嘱被检查者吞咽观察有无随吞咽上下移动的包块<br>2．触诊<br>（1）甲状腺峡部：甲状腺峡部位于环状软骨下方，第二至第四气管环前面。检查时，站于被检查者前方，用拇指，或站于被检查者后方用示指，自胸骨上切迹向上触摸，可触及气管前软组织，判断有无增厚。嘱被检查者做吞咽动作，可触及此处软组织在手指下滑动，判断有无增厚和肿块<br>（2）甲状腺侧叶（二选一）<br>1）从前面触诊甲状腺：站于被检查者前方，用一只手的拇指按压一侧甲状软骨，使气管向对侧移动，另一只手示指、中指并拢置于胸锁乳突肌后方将甲状腺向前顶，拇指滑动触诊气管与胸锁乳突肌间隙，然后嘱被检查者做吞咽动作，了解甲状腺大小、质地、有无肿块等。以同样方法检查对侧甲状腺（图 1-3-2）<br>2）从后面触诊甲状腺：站于被检查者背后，用一只手示指、中指挤压甲状软骨使气管移向对侧，另一只手拇指自对侧胸锁乳突肌后方向前方顶起甲状腺，示指、中指并拢滑动触诊气管与胸锁乳突肌间隙，并嘱被检查者做吞咽动作，了解甲状腺大小、质地、有无肿块等。以同样方法检查对侧甲状腺（图 1-3-3）<br>3．听诊　站于被检查者前方，将听诊器听头放于甲状腺体表投影处（气管近胸骨上窝两侧），听诊有无血管杂音或震颤 | | |
| 检查后整理 | （1）体检结束后告知被检查者检查结果（是否正常）<br>（2）协助被检查者整理衣物，感谢被检查者配合<br>（3）快速手消 | | |

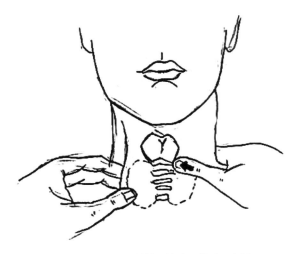

图 1-3-2 从前面触诊甲状腺示意图

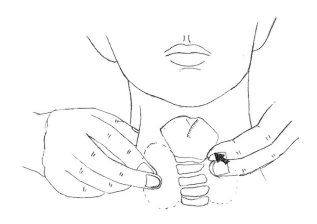

图 1-3-3 从后面触诊甲状腺示意图

## 任务评价

甲状腺检查任务学习自我检测单见表 1-3-4。

表 1-3-4 甲状腺检查任务学习自我检测单

| 姓名 | 专业 | 班级 | 学号 |
|---|---|---|---|
| 理论知识 | 检查前准备： | | |

| 理论知识 | 甲状腺检查结果判读： |
|---|---|
| 检查实施 | 操作内容：<br><br>注意事项： |

（朱秀华　余　路）

# 模块四　胸部检查

## 胸壁、胸廓与肺视诊检查

### 任务目标

1. **素质目标**　具有医者仁心的职业素养。
2. **知识目标**　掌握胸壁、胸廓与肺视诊检查的内容和注意事项。
3. **能力目标**　能够熟练进行胸壁、胸廓与肺视诊检查并对结果进行正确判读。

### 任务导入

周某，男性，65 岁，反复咳嗽、咳痰 20 年，呼吸困难 1 周就诊，拟行胸壁、胸廓与肺视诊检查。

要求：① 完成胸壁、胸廓与肺视诊检查；② 告知被检查者检查结果并解读。

### 相关理论知识

1. **胸部的体表标志**

（1）骨骼标志

1）胸骨上切迹：位于胸骨柄上方。正常情况下，气管位于该切迹正中。

2）胸骨柄：胸骨上端略呈六角形的骨块，其上部与左、右锁骨相连。

3）胸骨角：胸骨柄与胸骨体的连接处向前突出，形成胸骨角，也称 Louis 角，其两侧分别与左右第 2 肋骨相连。

4）剑突：胸骨体下端的突出部分。

5）肋骨：共 12 对。

6）肋间隙：指相邻两肋之间的空隙。

7）腹上角：即胸骨下角，指左右肋弓在胸骨下端汇合处形成的夹角，相当于横膈的穹窿部，正常为 70° ~ 110°。

8）肩胛骨：位于后胸壁第 2 ~ 8 肋骨之间。

9）肩胛下角：被检查者处于直立位，两上肢自然下垂时，两侧肩胛下角的连线一般通过第 8 胸椎、第 7 肋骨或第 8 肋骨。

10）脊柱棘突：为后正中线标志。嘱被检查者低头，沿其颈椎自上而下触摸，触及的较为突出的椎体为第 7 颈椎。

11）肋脊角：第 12 肋骨与脊柱构成的夹角，其前为肾脏和输尿管上端所在的区域。

（2）垂直线标志

1）前正中线：通过胸骨正中的垂直线。

2）胸骨线：沿胸骨边缘与前正中线平行的垂直线。

3）胸骨旁线：胸骨线与锁骨中线之间的垂直线。

4）锁骨中线：通过锁骨的肩峰端与胸骨端之间中点与前正中线平行的直线。

5）腋前线：通过腋窝前皱襞沿侧胸壁向下的垂直线。

6）腋后线：通过腋窝后皱襞沿侧胸壁向下的垂直线。

7）腋中线：自腋窝顶端与腋前线和腋后线之间向下的垂直线。

8）肩胛线：通过肩胛下角的垂直线，也称肩胛下线。

9）后正中线：通过椎骨棘突的垂直线。

（3）自然陷窝

1）锁骨上窝：锁骨上方的凹陷部分。

2）锁骨下窝：锁骨下方的凹陷部分。

3）胸骨上窝：胸骨上方的凹陷部分。

4）腋窝：上肢内侧与胸壁相连的凹陷部。

（4）解剖分区

1）肩胛上区：肩胛冈以上的区域，其外上界为斜方肌的上缘。

2）肩胛间区：肩胛骨内缘之间的区域。后正中线将此区分为左右两部分。

3）肩胛下区：两肩胛下角的连线与第 12 胸椎水平线之间的区域。

**2．胸壁、胸廓**

（1）胸壁：正常人胸壁无皮疹、瘢痕、蜘蛛痣；胸壁静脉无充盈、曲张；肋间隙无回缩及膨隆；胸壁无压痛，无皮下气肿。

（2）胸廓：不同个体间正常胸廓的大小和外形存在一定的差异。一般来说，两侧胸廓大致对称，呈椭圆形，双肩基本在同一水平。成年人胸廓的前后径较左右径为短，两者大小的比例约为 1:1.5。小儿和老年人胸廓的前后径略小于左右径或与左右径几乎相等，故呈圆柱形。常见的胸廓外形改变多见于桶状胸、扁平胸、佝偻病胸等。

**3．呼吸运动、呼吸频率、呼吸节律**

（1）呼吸运动：正常人呼吸时可以见到胸、腹壁的上下起伏即为呼吸运动，正常成年男性和儿童以腹式呼吸为主，成年女性则以胸式呼吸为主。病理状态下可出现呼吸运动发生改变，甚至出现呼吸困难的表现。

（2）呼吸频率：正常成人静息状态下的呼吸频率为 12~20 次/min，呼吸与脉搏之比为 1:4。新生儿的呼吸频率约为 44 次/min，随着年龄的增长，呼吸频率逐渐减慢。常见的呼吸类型有呼吸过速、呼吸过缓以及呼吸深度的变化。

（3）呼吸节律：正常人静息状态下，呼吸的节律基本上是均匀而整齐的。常见的呼吸节律改变有潮式呼吸、间停呼吸、抑制性呼吸、叹气样呼吸等。

## 任务实施

胸壁、胸廓与肺视诊检查技术操作流程见表 1-4-1。

表 1-4-1　胸壁、胸廓与肺视诊检查技术操作流程

| 检查步骤 | 操作内容 | | 注意事项 |
|---|---|---|---|
| 检查前准备 | 器物准备 | 诊断床一张、病历夹一个、记录笔一支 | 1. 行胸壁、胸廓与肺视诊检查时，被检查者取低枕仰卧位，两手自然置于身体两侧，双下肢伸直，充分暴露胸部 2. 检查者立于被检查者右侧，按一定顺序自上而下观察其整个胸部。然后检查者下蹲，双眼与患者胸前壁平齐或稍高，从切线上观察胸部 |
| | 环境准备 | 光线充足，室温及手温适宜 | |
| | 检查者准备 | （1）仪表端庄，服装整洁，指甲修剪 （2）体检前告知被检查者检查目的 （3）检查前快速手消 （4）站于被检查者前方或右侧 | |
| | 被检查者准备 | 被检查者取坐位或仰卧位 | |
| 检查实施 | 体表标志 | 指出胸部骨骼标志、垂直线标志、自然陷窝、解剖分区 | |
| | 胸壁 胸廓 | （1）胸壁检查：主要观察有无皮疹、蜘蛛痣，胸壁静脉有无充盈、曲张 （2）胸廓检查：主要观察胸廓形态。视诊胸廓形状时，应注意是否有桶状胸、扁平胸、鸡胸、肋间隙增宽、肋间隙变窄、两侧胸廓是否对称。正常胸廓两侧大致对称，呈椭圆形，前后径：左右径约为 1 : 1.5 | |
| | 呼吸运动 呼吸频率 呼吸节律 | 视诊时，立位观察被检查者胸部或下蹲与被检查者胸部平齐观察（注意：男性为腹式呼吸，呼吸运动观察部位为腹部，成年女性为胸式呼吸，应观察其胸部起伏，至少观察 30s），注意呼吸的频率，节律是否整齐 | |
| 检查后整理 | （1）体检结束后告知被检查者检查结果（是否正常） （2）协助被检查者整理衣物，感谢患者配合 （3）快速手消 | | |

## 任务评价

胸壁、胸廓与肺视诊检查任务学习自我检测单见表 1-4-2。

表 1-4-2　胸壁、胸廓与肺视诊检查任务学习自我检测单

| 姓名 | | 专业 | 班级 | 学号 | |
|---|---|---|---|---|---|
| 理论知识 | 检查前准备： | | | | |

续表

| | |
|---|---|
| 理论知识 | 胸壁、胸廓与肺视诊检查结果判读： |
| 检查实施 | 操作内容：<br><br>注意事项： |

（李古月　郭嘉丽）

## 任务二
# 肺部触诊检查

## 任务目标

1．**素质目标**　具有医者仁心的职业素养。

2．**知识目标**　掌握肺部触诊检查的内容和注意事项。

3．**能力目标**　能够熟练进行肺部触诊检查并对结果进行正确判读。

## 任务导入

李某，男性，68岁，反复咳嗽、咳痰30年，气短5年，加重3d就诊，拟行肺部触诊检查。

要求：① 完成肺部触诊检查；② 告知被检查者检查结果并解读。

## 相关理论知识

**1. 胸廓扩张度** 即呼吸时的胸廓动度。正常人做深呼吸运动时，两侧胸廓扩张度应相等。一侧胸廓扩张度增强，见于对侧肺扩张受限，如对侧膈肌麻痹、肺不张或肋骨骨折；两侧胸廓扩张度均增强，多见于膈肌在吸气时向下运动障碍，腹式呼吸减弱，如腹腔积液、肝脾大、腹内巨大肿瘤、急性腹膜炎、膈下脓肿等。一侧胸廓扩张度减弱，见于肺炎、肺不张、肺部肿瘤、肺纤维化、胸膜炎、胸腔积液、肋骨骨折、肋骨肿瘤等；两侧胸廓扩张度均减弱，见于中枢神经系统病变或周围神经系统病变、呼吸肌无力或广泛肺部病变。

**2. 语音震颤** 正常人语音震颤的强度受发音的强弱、音调的高低、胸壁的厚薄以及支气管至胸壁距离的差异等因素的影响。一般来说，发音强、音调低、胸壁薄及支气管至胸壁的距离近者语音震颤强，反之则弱。因此，语音震颤在两侧前后的上胸部和沿着器官和支气管前后走向的区域，即肩胛肩区及左右胸骨旁第1、第2肋间隙部位最强，于肺底最弱。正常成人男性和消瘦者较儿童、女性和肥胖者为强；前胸上部和右胸上部较前胸下部和左胸上部为强。语音震颤增强可由肺空洞性病变、支气管扩张、肺气肿等引起；语音震颤减弱可由肺炎、胸腔积液、胸膜增厚、肺纤维化等引起。

**3. 胸膜摩擦感** 正常人通常无法触及。患急性胸膜炎时，因纤维蛋白沉着于两层胸膜，使其表面变为粗糙，呼吸时脏胸膜和壁胸膜相互摩擦，可被检查者触及。通常于呼、吸两相均可触及，但有时只能在吸气相末触及。

必须注意，当空气通过呼吸道内的黏稠渗出物或狭窄的气管、支气管时，亦可产生一种震颤传至胸壁，应与胸膜摩擦感予以鉴别，一般前者可在患者咳嗽后消失，而后者则不会消失。

## 任务实施

肺部触诊检查技术操作流程见表1-4-3。

表1-4-3 肺部触诊检查技术操作流程

| 检查步骤 | | 操作内容 | 注意事项 |
|---|---|---|---|
| 检查前准备 | 器物准备 | 诊断床一张、病历夹一个、记录笔一支 | 1. 行肺部触诊检查时，被检查者通常取低枕仰卧位，但根据检查目的不同，也可采用不同的体位（如坐位或站位），双手自然置于身体两侧，平静呼吸，必要时配合做深呼吸和屏气动作 |
| | 环境准备 | 光线充足，室温及手温适宜 | |
| | 检查者准备 | （1）仪表端庄，服装整洁，指甲修剪<br>（2）体检前告知被检查者检查目的<br>（3）检查前快速手消<br>（4）站于被检查者的前方、后方或右侧 | |
| | 被检查者准备 | 被检查者取坐位或卧位 | |

续表

| 检查步骤 | | 操作内容 | 注意事项 |
|---|---|---|---|
| 检查实施<br>胸部触诊 | 胸廓扩张度 | 被检查者取坐位或仰卧位，充分暴露被检查者胸部，检查者站在被检查者前方或右侧<br>（1）前胸廓扩张度触诊：搓热双手，两手置于被检查者胸廓下方的前侧部。左右手拇指分别沿两侧肋缘指向剑突，拇指尖位于前正中线两侧对称部位，两手掌和伸展的手指置于前侧胸壁。嘱被检查者做深呼吸运动，观察比较两手的动度是否一致，以此对比被检查者呼吸时两侧的胸廓扩张度<br>（2）后胸廓扩张度触诊：将两手平置于被检查者背部，约于第 10 肋骨水平。拇指与中线平行，并将两侧皮肤向中线轻推，嘱被检查者做深呼吸运动，比较两手的动度是否一致 | 2. 检查者一般站立于被检查者右侧，也可根据检查目的不同，站于被检查者前方或后方。检查者的手要温暖，指甲剪短，动作轻柔<br>3. 行胸部触诊检查时一般采用手掌尺侧缘或掌面进行触诊。在进行语音震颤检查时，需被检查者配合发出"yi"的长音。进行胸廓扩张度检查时，需被检查者配合做深呼吸运动。进行胸膜摩擦感检查时，需被检查者做深呼吸以及屏住呼吸的动作 |
| | 语音震颤 | （1）被检查者取仰卧位或坐位，充分暴露前胸和背部，检查者站于被检查者右侧（坐位时站于被检查者前方或者后方）<br>（2）搓热双手，然后将左、右手掌的尺侧缘或掌面轻放于被检查者前、后壁两侧的对称部位，其中，前胸共检查上、中、下三个部位；后胸共检查四处，依次为双侧肩胛上区，沿肩胛骨内侧缘依次向下至肩胛下区<br>（3）告知被检查者用同等强度重复轻发"yi"长音，自上而下，从内到外，两手交叉检查，比较两侧对称部位语音震颤的异同，注意有无增强或减弱（图 1-4-1） | |
| | 胸膜摩擦感 | （1）被检查者取坐位或仰卧位，检查者站在被检查者前面或右侧<br>（2）双手手掌轻贴被检查者胸廓的前下侧胸壁，或腋中线第 5、第 6 肋间。嘱被检查者深慢呼吸，注意呼气相和吸气相是否可触及如皮革相互摩擦的感觉<br>（3）嘱被检查者屏住呼吸，重复上述检查。如屏住呼吸时，仍能触及摩擦感，则可能为心包摩擦感 | |
| 检查后整理 | | （1）体检结束后告知被检查者检查结果（是否正常）<br>（2）感谢被检查者配合<br>（3）快速手消 | |

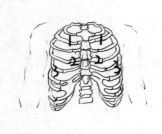
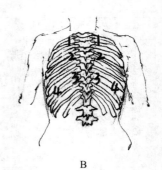

A　　　　　　　　　　　B

图 1-4-1　语音震颤检查的部位及顺序

A. 前胸部；B. 后胸部。图上数字示触诊位点。

## 任务评价

肺部触诊检查任务学习自我检测单见表1-4-4。

表1-4-4　肺部触诊检查任务学习自我检测单

| 姓名 | | 专业 | | 班级 | | 学号 | |
|---|---|---|---|---|---|---|---|
| 理论知识 | 检查前准备： | | | | | | |
| | 肺部触诊检查结果判读： | | | | | | |
| 检查实施 | 操作内容： | | | | | | |
| | 注意事项： | | | | | | |

（李古月　周双双）

---

### 任务三

# 肺部叩诊检查

## 任务目标

1. **素质目标**　具有医者仁心的职业素养。
2. **知识目标**　掌握肺部叩诊检查的内容和注意事项。
3. **能力目标**　能够熟练进行肺部叩诊检查并对结果进行正确判读。

## 任务导入

王某，男性，60岁，间断咳嗽、咳痰20年，刺激性咳嗽1周就诊，拟行肺部叩诊检查。要求：① 完成肺部叩诊检查；② 告知被检查者检查结果并解读。

## 相关理论知识

**1. 肺部叩诊音**　正常肺部叩诊音为清音，其强弱和高低与肺脏含气量的多寡、胸壁的厚薄以及邻近器官的影响有关。一般前胸上部较下部叩诊音相对稍浊；右肺上部较左肺上部叩诊音相对稍浊；背部叩诊音较前胸部叩诊音稍浊；右侧腋下部因受肝脏影响叩诊音稍浊；左侧腋前线下方因有胃泡存在，叩诊呈鼓音。当正常肺脏的清音区范围内出现浊音、实音、过清音或鼓音时，则为异常叩诊音，提示有病理改变存在。如出现肺炎、肺不张、肺结核、肺梗死、肺水肿、肺肿瘤以及胸腔积液、胸膜增厚的病变，叩诊均为浊音或实音。如出现肺气肿，则叩诊音为过清音。如出现空洞性肺结核、液化后的肺囊肿或脓肿以及气胸时，叩诊音可为鼓音。

**2. 肺上界**　正常人肺上界清音带宽度即肺尖宽度为5cm。因右侧肺尖位置较低，且右侧肩胛带的肌肉较发达，故右侧较左侧稍窄。若肺上界变窄或叩诊呈浊音，则见于肺结核所致的肺尖浸润、纤维性变及萎缩。若肺上界变宽，叩诊呈过清音，则常见于肺气肿。

**3. 肺下界**　正常人两侧肺下界大致相同，平静呼吸时位于锁骨中线第6肋间隙上，腋中线第8肋间隙上，肩胛线第10肋间隙上。正常肺下界的位置可因体型、发育情况的不同而有所差异，如矮胖者的肺下界可上升1个肋间隙，瘦长者可下降1个肋间隙。

在病理情况下，肺下界降低见于肺气肿、腹腔内脏器下垂；肺下界上升见于肺不张、腹水、气腹、肝脾肿大、腹腔内巨大肿瘤、肠胀气等。

**4. 肺下界移动度**　正常人肺下界的移动范围为6~8cm。肺下界移动度减弱见于肺组织弹性消失，如肺气肿；肺组织萎缩，如肺不张和肺纤维化以及肺组织炎症和水肿。当胸腔内大量积液、积气及出现广泛性胸膜增厚粘连时肺下界移动度则会消失。

## 任务实施

肺部叩诊检查技术操作流程见表1-4-5。

表1-4-5　肺部叩诊检查技术操作流程

| 检查步骤 | | 操作内容 | 注意事项 |
|---|---|---|---|
| 检查前准备 | 器物准备 | 诊断床一张、病历夹一个、记录笔一支、软尺一副、记号笔一支 | 1. 行肺部叩诊检查时，一般遵循先检查前胸，其次检查侧胸，最后检查背部的原则。叩诊时应遵循左右、上下、内外对比的原则 |
| | 环境准备 | 光线充足，室温及手温适宜 | |
| | 检查者准备 | （1）仪表端庄，服装整洁，指甲修剪<br>（2）体检前告知被检查者检查目的<br>（3）检查前快速手消<br>（4）站于被检查者前方、后方或右侧 | |

| 检查步骤 | | 操作内容 | 注意事项 |
|---|---|---|---|
| 检查前<br>准备 | 被检查者准备 | 被检查者取坐位或卧位 | 2. 行肺下界移动度叩诊检查时需注意嘱患者配合深呼吸和屏住呼吸动作 |
| 检查实施 | 肺部间接叩诊 | （1）被检查者取仰卧位或坐位，充分暴露前胸部和背部，检查者站于被检查者右侧（坐位时站于被检查者前方或后方）<br>（2）叩诊方法<br>1）首先叩诊前胸：从锁骨上窝开始，沿锁骨中线及腋前线自第1肋间隙从上至下叩诊肋间隙。注意避开心脏和肝脏<br>2）然后叩诊侧胸壁：嘱被检查者举起上臂置于头部，自腋窝开始沿腋中线、腋后线向下叩诊至肋缘<br>3）最后，被检查者坐起，进行背部叩诊：嘱被检查者头稍向前低，双手交叉抱肘，自肺尖开始，沿肩胛线逐肋间向下进行叩诊<br>4）叩诊肩胛间区时，板指应平行于后正中线。叩诊肩胛下角以下部位时，应平行于肋间，并注意避开肩胛骨<br>（3）叩诊顺序：先叩诊前胸，其次叩诊侧胸，最后叩诊背部。同时遵循左右、上下、内外对比的原则<br>（4）报告结果：正常双肺叩诊为清音，心肺和肝肺重叠处为浊音 | |
| | 肺上界叩诊 | （1）被检查者取坐位，充分暴露胸部，检查者站在被检查者后方<br>（2）叩诊方法：首先找到斜方肌，从斜方肌前缘中央部开始，从内向外叩诊，叩诊音由清音变为浊音时，做标记，此处即为肺上界的外侧终点。然后，再由斜方肌前缘中央部开始，从外向内叩诊，叩诊音由清音变为浊音时，做标记，此处即为肺上界的内侧终点<br>（3）测量方法：测量外侧终点与内侧终点的距离，即为该清音带的宽度，即肺尖的宽度，又称克勒尼希峡（Kronig isthmus），正常为5cm。同法测量另一侧的肺尖宽度 | |
| | 肺下界叩诊 | （1）被检查者取坐位，充分暴露胸部，检查者站于被检查者右侧<br>（2）叩诊方法：嘱被检查者均匀呼吸，检查者板指平贴其肋间隙，与肋骨平行，逐个肋间进行叩诊。分别于右锁骨中线、左右腋中线和左右肩胛线上由上自下进行叩诊，叩诊音由清音变为实音时的叩诊位置即为肺下界<br>（3）报告结果：正常人的肺下界通常在右锁骨中线第6肋间隙，在左右腋中线和左右肩胛线上分别位于第8肋间隙和第10肋间隙 | |
| | 肺下界移动度叩诊 | （1）被检查者取坐位，充分暴露胸背部，检查者站于被检查者后方<br>（2）叩诊方法：先于被检查者平静呼吸时在右肩胛线上叩出肺下界，然后嘱其深吸气后屏气，沿该线继续向下叩诊，叩诊音由清音变为浊音时做标记，即为肩胛线上肺下界的最低点。被检查者恢复平静呼吸后，同样先于肩胛线上叩出其平静呼吸时的肺下界，再嘱其深呼气后屏气，自下而上叩诊，叩诊音由浊音变为清音时做标记，即为肩胛线上肺下界的最高点。测量两次标记之间的距离即为肺下界移动度<br>（3）报告结果：计算被检查者肺下界移动度（正常人为6~8cm） | |

续表

| 检查步骤 | 操作内容 | 注意事项 |
|---|---|---|
| 检查后整理 | （1）体检结束后告知被检查者检查结果（是否正常）<br>（2）协助被检查者整理衣物，感谢其配合<br>（3）快速手消 | |

## 任务评价

肺部叩诊检查任务学习自我检测单见表1-4-6。

表1-4-6　肺部叩诊检查任务学习自我检测单

| 姓名 | | 专业 | | 班级 | | 学号 | |
|---|---|---|---|---|---|---|---|
| 理论知识 | 检查前准备： | | | | | | |
| | 肺部叩诊检查结果判读： | | | | | | |
| 检查实施 | 操作内容： | | | | | | |
| | 注意事项： | | | | | | |

（李古月　李　松）

## 任务四

# 肺部听诊检查

## 任务目标

1. **素质目标**　具有医者仁心的职业素养。
2. **知识目标**　掌握肺部听诊检查的内容和注意事项。
3. **能力目标**　能够熟练进行肺部听诊检查并对结果进行正确判读。

## 任务导入

患儿，男性，2岁，发热、咳嗽3d，加重伴气促及口唇发绀2h就诊，拟行肺部听诊检查。

要求：① 完成肺部听诊检查；② 告知被检查者检查结果并解读。

## 相关理论知识

1. **肺部对比听诊**

（1）四种正常呼吸音的听诊

1）气管呼吸音：声音粗糙、响亮，于胸外气管上面可闻及。

2）支气管呼吸音：声音如同张口抬舌呼气时发出的"ha"音，吸气相较呼气相短，可于喉部、胸骨上窝，背部第6、第7颈椎及第1、第2胸椎附近闻及。

3）支气管肺泡呼吸音：与肺泡呼吸音相似，但音调较高，可于胸骨两侧第1、第2肋间隙，肩胛间区第3、第4胸椎水平以及肺尖前后部的肺野部位闻及。

4）肺泡呼吸音：如叹息样或柔和吹风样的"fu-fu"声，除上述三种正常呼吸音听诊部位以外的大部分肺野内均可闻及。

（2）异常呼吸音与啰音的辨识

1）异常呼吸音：① 异常肺泡呼吸音。包括肺泡呼吸音减弱或增强、呼气音延长、断续呼吸音和粗糙呼吸音。② 异常支气管呼吸音。在正常肺泡呼吸音部位闻及的支气管呼吸音。③ 异常支气管肺泡呼吸音。在正常肺泡呼吸音部位闻及的支气管肺泡呼吸音。

2）啰音：正常呼吸音之外的附加音，包括干啰音和湿啰音。

2. **语音共振**　正常情况下听到的语音共振言词并非响亮清晰，音节亦含糊难辨。一般在气管和大支气管附近听到的语音共振声音最强，在肺底则较弱。语音共振减弱，常见于支气管阻塞、胸腔积液、胸膜增厚、胸壁水肿及肺气肿等。语音共振增强，可出现异常语音共振，如支气管语音、胸语音、羊鸣音、耳语音，常见于肺实变、肺内空腔、肺不张等。

3. **胸膜摩擦音**　正常胸膜表面光滑，胸膜腔内有微量液体存在，因此，呼吸时胸膜脏层和壁层之间相互滑动并无音响发生。当胸膜面由于炎症、纤维蛋白渗出而变得粗糙时，则随着呼吸便可出现胸膜摩擦音。其特征颇似用一手掩耳，以另一手指在其手背上摩擦时所听到的声音。

胸膜摩擦音通常于呼吸两相均可听到，一般于吸气末或呼气初较为明显，屏气时即消失。深呼吸或在听诊器体件上加压时，摩擦音的强度可增加。胸膜摩擦音的常见部位是前下侧胸壁，因呼吸时该区域的呼吸动度最大。肺尖部的呼吸动度较胸廓下部小，故胸膜摩擦音很少在肺尖闻及。

胸膜摩擦音可随体位的改变而消失或复现。当胸腔积液较多时，因两层胸膜被分开，摩擦音可消失，在积液吸收过程中两层胸膜又相互接触时，可再次出现。如纵隔胸膜发炎时，于呼吸及心脏搏动时均可听到胸膜摩擦音。胸膜摩擦音常见于纤维素性胸膜炎、肺梗死、胸膜肿瘤及尿毒症等患者。

## 任务实施

肺部听诊检查技术操作流程见表1-4-7。

表1-4-7　肺部听诊检查技术操作流程

| 检查步骤 | | 操作内容 | 注意事项 |
|---|---|---|---|
| 检查前准备 | 器物准备 | 诊断床一张、病历夹一个、记录笔一支、听诊器一具 | 1. 肺部听诊前要保证听诊器温暖，听诊时检查者要耐心、细致<br>2. 行肺部听诊检查时，听诊顺序由肺尖开始，自前胸向侧胸、背部，左右对比，每处至少听1~2个呼吸周期<br>3. 听诊语音共振时，被检查者需发出低音调"yi"声，听诊顺序为先前胸后背部<br>4. 若闻及胸膜摩擦音，需嘱被检查者屏住呼吸和深呼吸时重复听诊 |
| | 环境准备 | 光线充足，室温及手温适宜 | |
| | 检查者准备 | （1）仪表端庄，服装整洁，指甲修剪<br>（2）体检前告知被检查者检查目的<br>（3）检查前快速手消<br>（4）站于被检查者的前方、后方或右侧 | |
| | 被检查者准备 | 被检查者取坐位或卧位 | |
| 检查实施 | 肺部对比听诊 | （1）被检查者取仰卧位或坐位，充分暴露前胸部和背部，检查者站于被检查者右侧（坐位时站于被检查者前方或后方）<br>（2）用听诊器的膜型体件在被检查者的胸壁上进行检查，听诊时由肺尖开始，自上而下，由前胸到侧胸、背部，左右两侧对称部位进行比较，每处至少听1~2个呼吸周期<br>（3）听诊前胸部时应沿锁骨中线和腋前线进行，听诊侧胸部时应沿腋中线和腋后线进行，听诊背部时沿肩胛下线，自上至下逐一肋间进行，而且要在上下、左右对称部位进行对比<br>（4）嘱被检查者轻微张口做均匀而平静的呼吸，必要时嘱被检查者做深呼吸、屏气动作或咳嗽后听诊 | |
| | 语音共振 | （1）被检查者取仰卧位或坐位，充分暴露前胸部和背部，检查者站于被检查者右侧（坐位时站于被检查者前方或后方）<br>（2）嘱被检查者发出一般强度的低音调"yi"声，用听诊器的膜型体件在被检查者胸壁上，由上而下、左右两侧对称部位对比听诊<br>（3）听诊部位同语音震颤 | |

续表

| 检查步骤 | 操作内容 | | 注意事项 |
|---|---|---|---|
| 检查实施 | 胸膜摩擦音 | （1）被检查者取坐位或仰卧位，检查者站在被检查者前方或右侧<br>（2）将听诊器的膜型体件置于被检查者前下侧胸壁进行听诊，嘱被检查者屏住呼吸和深呼吸时重复听诊 | |
| 检查后整理 | （1）体检结束后告知被检查者检查结果（是否正常）<br>（2）感谢患者配合<br>（3）快速手消 | | |

## 任务评价

肺部听诊检查任务学习自我检测单见表1-4-8。

表1-4-8　肺部听诊检查任务学习自我检测单

| 姓名 | | 专业 | | 班级 | | 学号 | |
|---|---|---|---|---|---|---|---|
| 理论知识 | 检查前准备： | | | | | | |
| | 肺部听诊检查结果判读： | | | | | | |
| 检查实施 | 操作内容： | | | | | | |
| | 注意事项： | | | | | | |

（李古月　杨美玲）

—— 任务五 ——
# 乳房检查

## 任务目标

1. **素质目标** 具有医者仁心的职业素养。
2. **知识目标** 掌握乳房检查的内容和注意事项。
3. **能力目标** 能够熟练进行乳房检查并对结果进行正确判读。

## 任务导入

刘某，女性，45 岁，发现左侧乳房肿块 5d 就诊，拟行乳房检查。

要求：① 完成乳房检查；② 告知被检查者检查结果并解读。

## 相关理论知识

1. **乳房视诊** 正常儿童及男子乳房一般不明显，乳头位置大约位于锁骨中线第 4 肋间隙。正常女性乳房在青春期逐渐增大，呈半球形，乳头也逐渐长大呈圆柱形。

行乳房视诊时，正常人一般两侧乳房基本对称，乳房表面光滑，皮肤无回缩，无溃疡、色素沉着和瘢痕等，乳头对称，无倒置或内翻，乳头无分泌物。孕妇及哺乳期妇女乳房明显增大，向前突出或下垂，乳晕扩大，色素加深，腋下丰满，乳房皮肤处可见浅表静脉扩张。

2. **乳房触诊** 正常乳房触诊呈模糊的颗粒感和柔韧感，皮下脂肪组织的多寡可影响乳房触诊的感觉。青年人乳房柔软，质地均匀一致，而老年人乳房则多呈纤维性和结节感。乳房多由腺体组织的小叶组成，触诊时切勿将触及的小叶误认为肿块。女性月经期乳房小叶充血，有紧张感，经期后充血即消退。妊娠期女性乳房增大并有柔韧感，而哺乳期女性乳房则呈结节感。正常乳房无压痛、包块、无淋巴结肿大，乳头无溢液。乳房触诊异常常见于以下疾病：

（1）乳房皮肤红肿、有压痛感，可由急性乳腺炎、浆细胞性乳腺炎和炎性乳腺癌引起。

（2）乳腺皮肤颜色呈橘黄色或暗绿色，毛孔增大，呈橘皮样外观，可由乳腺癌引起。

（3）乳腺皮肤局部凹陷，可由乳腺癌或脂肪坏死引起。

（4）自出生后乳头一直未露出乳房表面，经牵拉后可出露，称为乳头内陷，由先天性发育异常所致；既往乳头显露但近期显露高度降低称为乳头回缩，可由乳腺癌引起。

（5）哺乳期乳腺内触及包块伴疼痛多由乳汁淤积引起。

（6）乳腺组织质地不均匀，可触及片状、条索状中等硬度的包块，多由乳腺增生引起。

（7）乳腺组织内触及球形、椭球形包块，表面光滑、质地较硬、界限清楚、活动良好，多为乳腺纤维腺瘤。

（8）乳腺组织内触及不规则性包块、质地韧硬、表面欠光滑、界限不清、不易活动，多为乳腺癌。

（9）触诊乳头时若有液体自乳腺导管开口处溢出，为乳头溢液。多由乳腺导管扩张、导管内乳头状瘤、乳腺癌或垂体瘤引起。

## 任务实施

乳房检查技术操作流程见表 1-4-9。

表 1-4-9　乳房检查技术操作流程

| 检查步骤 | | 操作内容 | 注意事项 |
|---|---|---|---|
| 检查前准备 | 器物准备 | 诊断床一张、病历夹一个、记录笔一支 | 1．乳房检查时，动作要轻柔、缓慢，注意保护患者隐私，疼痛部位应放于最后检查<br>2．男医生检查时，需要女护士陪同 |
| | 环境准备 | 光线充足，室温及手温适宜 | |
| | 检查者准备 | （1）仪表端庄，服装整洁，修剪指甲<br>（2）体检前告知被检查者检查目的<br>（3）检查前快速手消<br>（4）站于被检查者前方或右侧 | |
| | 被检查者准备 | 被检查者取坐位或卧位 | |
| 检查实施 | 乳房视诊 | （1）被检查者取坐位或仰卧位，充分暴露双侧乳房、前胸、颈部，双上臂处于同一水平。检查者在被检查者前方或右侧<br>（2）观察双侧乳房的位置、大小、形态、对称性、表面有无红肿、溃疡、色素沉着、瘢痕，乳房皮肤有无回缩<br>（3）乳头有无回缩及溢液 | |
| | 乳房触诊 | （1）被检查者取仰卧位，双臂放松并平放于身体两侧，检查者站在被检查者右侧<br>（2）一手的手掌和手指平置在乳房上，用指腹轻施压力，以旋转或来回滑动的方式进行触诊<br>（3）乳房触诊时，先检查健侧乳房，后检查患侧乳房。以乳头为中心点做横线及垂线，正常的触诊顺序：外上象限→外下象限→内下象限→内上象限→乳头<br>（4）边触诊边询问被检查者是否有疼痛感，或注意观察触诊时被检查者的面部表情<br>（5）如触及包块，应注意包块的部位、大小、外形、硬度、压痛及活动度<br>（6）乳房触诊结束后还应仔细触诊被检查者的腋窝、锁骨上窝及颈部淋巴结有无肿大或其他异常 | |
| 检查后整理 | | （1）体检结束后告知被检查者检查结果（是否正常）<br>（2）协助被检查者整理衣物，感谢其配合<br>（3）快速手消 | |

## 任务评价

乳房检查任务学习自我检测单见表 1-4-10。

表 1-4-10　乳房检查任务学习自我检测单

| 姓名 | | 专业 | | 班级 | | 学号 | |
|---|---|---|---|---|---|---|---|
| 理论知识 | 检查前准备： | | | | | | |
| | 乳房检查结果判读： | | | | | | |
| 检查实施 | 操作内容： | | | | | | |
| | 注意事项： | | | | | | |

（李古月　杜志勇）

## 任务六
# 心脏检查

## 任务目标

1. **素质目标**　具有医者仁心的职业素养。
2. **知识目标**　掌握心脏检查的内容和注意事项。
3. **能力目标**　能够熟练进行心脏检查并对结果进行正确判读。

## 任务导入

赵某，男性，66 岁，反复心悸 3 年，再发 1d 就诊，拟行心脏检查。

要求：① 完成心脏检查；② 告知被检查者检查结果并解读。

## 相关理论知识

**1. 心脏视诊**

（1）正常人心尖搏动的位置在左侧第 5 肋间隙、锁骨中线内侧 0.5～1.0cm 处，搏动范围直径为 2.0～2.5cm。

（2）心尖搏动移位常见于：

1）主动脉瓣关闭不全，左心室增大，心尖搏动向左下移位。

2）二尖瓣狭窄，右心室增大，心尖搏动向左侧移位。

3）扩张型心肌病，左、右心室增大，心尖搏动向左下移位，伴心脏浊音界向两侧扩大。

4）右位心，心尖搏动位于右侧心壁。

5）一侧胸膜增厚或肺不张，纵隔移位，心尖搏动向患侧移位。

6）一侧胸腔积液或气胸，纵隔移位，心尖搏动向病变对侧移位。

7）大量腹水，横膈抬高，心尖搏动向左外侧移位。

8）严重肺气肿，横膈下移，心尖搏动向内下侧移位。

（3）心尖搏动增强见于：高热、严重贫血、甲状腺功能亢进或左心室肥大心功能代偿期。

（4）心尖搏动减弱见于：扩张型心肌病、急性心肌梗死、心包积液、缩窄性心包炎、肺气肿、胸腔积液、气胸等。

（5）负性心尖搏动见于：粘连性心包炎或心包与周围组织广泛粘连。

（6）心前区搏动常见于：① 先天性心脏病（如房间隔缺损）所致的右心室肥大，搏动位于胸骨左缘第 3～4 肋间；② 肺源性心脏病所致的右心室肥大、腹主动脉瘤，搏动位于剑突下；③ 肺动脉扩张或肺动脉高压、主动脉弓动脉瘤或升主动脉扩张，搏动位于心底部。

**2. 心脏触诊**

（1）心尖搏动及心前区搏动：触诊可进一步确定心尖搏动的位置，还可用于判断心尖或心前区的抬举性搏动。心尖区抬举性搏动是指心尖区徐缓、有力的搏动，可使手指尖端抬起且持续至第二心音开始，与此同时心尖搏动范围增大，为左心室肥大的体征。胸骨左下缘触及收缩期抬举性搏动是右心室肥大的体征。

（2）震颤：正常人应触及不到，若触及震颤常见于以下病变。

1）主动脉狭窄：胸骨右缘第 2 肋间触及收缩期震颤。

2）肺动脉狭窄：胸骨左缘第 2 肋间触及收缩期震颤。

3）室间隔缺损：胸骨左缘第 3～4 肋间触及收缩期震颤。

4）动脉导管未闭：胸骨左缘第 2 肋间触及连续性震颤。

5）二尖瓣狭窄：心尖区触及舒张期震颤。

6）重度二尖瓣关闭不全：心尖区触及收缩期震颤。

（3）心包摩擦音：急性心包炎时心包膜纤维蛋白渗出致心脏脏层与壁层表面粗糙，心脏搏动时两粗糙面相互摩擦产生的声音传至胸壁称为心包摩擦音。正常人不可触及。

**3．心脏叩诊**　心浊音界包括相对浊音界及绝对浊音界，心脏左右缘被肺遮盖的部分，叩诊呈相对浊音，而不被肺遮盖的部分叩诊则呈绝对浊音。心脏相对浊音界通常反映心脏的实际大小。

正常人心脏左界自第2肋间起向外逐渐形成一外凸弧形，直至第5肋间。心脏右界除第4肋间稍超过胸骨右缘外，各肋间几乎与胸骨右缘一致。正常成人心脏相对浊音界见表1-4-11。

**表1-4-11　正常成人心脏相对浊音界**

| 右界 /cm | 肋间 | 左界 /cm |
|---|---|---|
| 2～3 | Ⅱ | 2～3 |
| 2～3 | Ⅲ | 3.5～4.5 |
| 3～4 | Ⅳ | 5～6 |
|  | Ⅴ | 7～9 |

注：左锁骨中线距前正中线为8～10cm。

**4．心脏听诊**　心脏听诊需注意心率、心律、心音、杂音和心包摩擦音。

（1）心率：正常成人在安静、清醒情况下的心率范围为60～100次/min，老年人心率偏慢，女性稍快，儿童较快，<3岁的婴幼儿心率多在100次/min以上。凡成人心率超过100次/min、婴幼儿心率超过150次/min者称为心动过速，成人心率低于60次/min者称为心动过缓。心动过速与过缓可表现为短暂性或持续性，可由多种生理性、病理性或药物性因素引起。

（2）心律：正常人的心律基本规则，部分青少年可出现随呼吸改变的心律。吸气时心率增快，呼气时减慢，称为窦性心律不齐，一般无临床意义。心脏听诊最常见的心律失常有期前收缩和心房颤动。期前收缩是指在规则心律的基础上，突然出现的一次心跳，其后有一较长的间歇。如果期前收缩规律出现，可形成联律，例如连续每一次窦性搏动后出现一次期前收缩，称二联律；每两次窦性搏动后出现一次期前收缩则称为三联律，以此类推。心房颤动的听诊特点是心律绝对不规则、第一心音强弱不等和脉搏少于心率，后者称为脉搏短绌。

（3）心音：通常情况下，心脏听诊只能闻及第一心音、第二心音。第三心音可在部分青少年中闻及，第四心音一般无法闻及，如闻及第四心音或者其他额外心音，则属病理性心音。

（4）心脏杂音：指除心音与额外心音外，在心脏收缩期或舒张期闻及的异常声音，一般情况下正常人不能闻及。

（5）心包摩擦音：脏层和壁层心包由于生物性或理化因素致纤维蛋白沉积而粗糙，以致在心脏搏动时产生摩擦而出现的声音。音质粗糙，音调高、呈搔抓样、比较表浅，类似纸张摩擦的声音。在心前区或胸骨左缘第 3、第 4 肋间最响亮，坐位前倾及呼气末更明显。

**任务实施**

心脏检查技术操作流程见表 1-4-12。

表 1-4-12 心脏检查技术操作流程

| 检查步骤 | | 操作内容 | 注意事项 |
|---|---|---|---|
| 检查前准备 | 器物准备 | 诊断床一张、病历夹一个、记录笔、记号笔各一支、听诊器一具 | 1. 进行心脏检查时，现场环境需安静，光线充足，被检查者多取卧位，操作者位于被检查者右侧，一方面注意检查时视诊、触诊、叩诊、听诊依次进行，以全面了解心脏的情况；另一方面在确定某一异常体征时，也可同时将这几种检查方法交替应用，以做出正确的判断 |
| | 环境准备 | 光线充足，室温及手温适宜 | |
| | 检查者准备 | （1）仪表端庄，服装整洁，指甲修剪<br>（2）体检前告知被检查者检查目的<br>（3）检查前快速手消<br>（4）站于被检查者前方或右侧 | |
| | 被检查者准备 | 被检查者取坐位或卧位 | 2. 进行心脏视诊时，应同时采取平视和俯视的方式观察心尖搏动及心前区有无异常 |
| 检查实施 | 心脏视诊 | （1）被检查者取坐位或仰卧位，充分暴露前胸部，检查者站在被检查者右侧<br>（2）检查者视线与被检查者胸廓同高，观察被检查者心前区有无隆起或凹陷<br>（3）俯视被检查者心前区观察有无异常搏动，同时观察心尖搏动的位置、范围。正常人心尖搏动的位置在左侧第 5 肋间、锁骨中线内侧 0.5～1.0cm 处，搏动范围直径为 2.0～2.5cm<br>（4）报告检查结果：心尖搏动的位置和范围 | 3. 进行心脏触诊时应用手掌尺侧缘进行<br>4. 心脏叩诊时需注意按照"先左后右、自下而上、由外向内"的原则。叩诊左界时用轻叩诊法，叩诊右界宜使用较重的叩诊法 |
| | 心脏触诊 | （1）被检查者取坐位或仰卧位，充分暴露前胸部，检查者站在被检查者前方或右侧<br>（2）心尖搏动及心前区搏动：检查时，先以右手手掌置于被检查者心前区感触心尖搏动的位置，然后用示指、中指及环指指腹并拢触诊心尖搏动最强点的位置和范围<br>（3）震颤：检查时，用手掌尺侧（小鱼际）在被检查者心脏各瓣膜区（二尖瓣区、肺动脉瓣区、主动脉瓣区、主动脉瓣第二听诊区、三尖瓣区）和胸骨左缘第 3、第 4 肋间，按顺序依次触诊<br>（4）心包摩擦感：检查时，用小鱼际或并拢四指的掌面触诊被检查者心前区或胸骨左缘第 3、第 4 肋间，如触及摩擦感，嘱被检查者屏住呼吸，检查摩擦感有无变化，若摩擦感依然存在，则为心包摩擦感<br>（5）报告检查结果：心尖搏动的具体位置、搏动有无增强或减弱。心前区有无异常搏动、有无触及震颤和心包摩擦感 | 5. 心脏听诊需按照 5 个瓣膜听诊区逆时针方向依次听诊，心尖区听诊时间应不少于 30s |

续表

| 检查步骤 | 操作内容 | | 注意事项 |
|---|---|---|---|
| 检查实施 | 心脏叩诊 | （1）被检查者取仰卧位，充分暴露前胸部，检查者站在被检查者右侧<br>（2）叩诊方法：被检查者取坐位时，检查者板指与被检查者肋间垂直、与心缘平行；被检查者取仰卧位时，检查者板指与被检查者肋间平行。叩诊时宜采用轻叩诊法，注意叩诊力度要适中、均匀，板指每次移动的距离不超过 0.5cm。当叩诊音由清音变为浊音时做标记，即为心脏的相对浊音界（心界叩诊是指叩诊心脏的相对浊音界，用于反映心脏的实际大小）<br>（3）叩诊顺序：按照"先左后右、自下而上、由外向内"的顺序进行。叩诊心脏左界时，从心尖搏动最强点所在肋间的外侧 2~3cm 处开始叩诊，心尖搏动不能触及时，则从左侧第 5 肋间锁骨中线外 2~3cm 处开始，其余各肋间可从锁骨中线开始，由外向内叩诊（叩诊音由清音变浊音时做标记），然后逐肋向上叩诊，直至第 2 肋间。叩诊心脏右界时，先叩出肝上界，再从肝上界的上一肋间开始，由外向内叩诊（叩诊音由清音变浊音做标记），然后依次向上叩至第 2 肋间<br>（4）测量方法：测量前正中线至心浊音界（各肋间）界线的垂直距离，再测量前正中线与左锁骨中线的距离以确定心脏浊音界的位置<br>（5）报告检查结果：心脏相对浊音界位置是否正常。 | |
| | 心脏听诊 | （1）被检查者取坐位或仰卧位，充分暴露前胸部，检查者站在被检查者前方或右侧<br>（2）听诊部位及顺序（心脏瓣膜听诊区为 4 个瓣膜 5 个区）：二尖瓣区（心尖区，位于心尖搏动最强点）→肺动脉瓣区（位于胸骨左缘第 2 肋间）→主动脉瓣区（位于胸骨右缘第 2 肋间）→主动脉瓣第二听诊区（位于胸骨左缘第 3 肋间）→三尖瓣区（位于胸骨左缘第 4、第 5 肋间）。心尖区听诊时间应不少于 30s<br>（3）报告检查结果：心率，以"次 /min"表示。心律是否齐整、心音有无异常，有无额外心音、心脏杂音和心包摩擦音 | |
| 检查后整理 | （1）体检结束后告知被检查者检查结果（是否正常）<br>（2）协助被检查者整理衣物，感谢其配合<br>（3）快速手消 | | |

## 任务评价

心脏检查任务学习自我检测单见表 1-4-13。

表 1-4-13　心脏检查任务学习自我检测单

| 姓名 | | 专业 | | 班级 | | 学号 | |
|---|---|---|---|---|---|---|---|
| 理论知识 | 检查前准备：| | | | | | |
| | 心脏检查结果判读：| | | | | | |
| 检查实施 | 操作内容：| | | | | | |
| | 注意事项：| | | | | | |

（朱秀华　李　松）

## 任务七

# 外周血管检查

## 任务目标

1. **素质目标**　具有医者仁心的职业素养。
2. **知识目标**　掌握外周血管检查的内容和注意事项。
3. **能力目标**　能够熟练进行外周血管检查并对结果进行正确判读。

## 任务导入

张某，男性，45 岁，劳累后心悸、气促 8 年，加重 1d 就诊，拟行外周血管检查。
要求：① 完成外周血管检查；② 告知被检查者检查结果并解读。

## 相关理论知识

**1．脉搏**　脉搏的相关理论知识见"任务六　心脏检查"。

血管的紧张度与动脉硬化的程度有关。将桡动脉压紧后，远端手指虽无法感知动脉的搏动，但可触及条状动脉的存在。硬而缺乏弹性、似"条索状"、迂曲或呈结节状动脉的出现，往往提示动脉硬化。

脉搏的强弱与心搏出量、脉压和外周血管阻力相关。脉搏增强且振幅增大多由心搏量增加、脉压增大和外周阻力降低所致，常见于高热、甲状腺功能亢进、主动脉瓣关闭不全等疾病。脉搏减弱而振幅减低多由心搏量减少、脉压减小和外周阻力增高所致，常见于心力衰竭、主动脉瓣狭窄与休克等情况。病理情况下，可出现异常脉搏，如水冲脉、交替脉、奇脉、无脉。

**2．周围血管征**　正常人周围血管征阴性。周围血管征阳性主要见于重度主动脉瓣关闭不全、甲状腺功能亢进和严重贫血等疾病。

## 任务实施

外周血管检查技术操作流程见表 1-4-14。

**表 1-4-14　外周血管检查技术操作流程**

| 检查步骤 | | 操作内容 | 注意事项 |
|---|---|---|---|
| 检查前准备 | 器物准备 | 诊断床一张、病历夹一个、记录笔一支、听诊器一具 | 进行外周血管检查时，一般采用示指、中指、环指三指检查，注意两侧检查结果的对比 |
| | 环境准备 | 光线充足，室温及手温适宜 | |
| | 检查者准备 | （1）仪表端庄，服装整洁，指甲修剪<br>（2）体检前告知被检查者检查目的<br>（3）检查前快速手消<br>（4）站于被检查者右侧 | |
| | 被检查者准备 | 被检查者取坐位或卧位 | |
| 检查实施 | 脉搏 | （1）被检查者取坐位或仰卧位，充分暴露前臂，检查者站在被检查者右侧<br>（2）检查时，以右手示指、中指及环指指腹放置于被检查者手腕桡动脉处进行触诊<br>（3）触诊时注意脉搏的频率（以每分钟计算）、节律、强弱、紧张度，动脉管壁的弹性及波形变化<br>（4）两侧桡动脉对比触诊 | |

| 检查步骤 | | 操作内容 | 注意事项 |
|---|---|---|---|
| 检查实施 | 周围血管征 | （1）水冲脉：检查时，被检查者取坐位或站位，检查者位于其右侧。检查者先紧握被检查者手腕掌面，以示指、中指、环指指腹置于其桡动脉处，然后将其前臂高举超过头部，感知其手腕处的桡动脉搏动。若桡动脉搏动如水冲，急促而有力，即为阳性<br>（2）毛细血管搏动征：检查时，被检查者取坐位，检查者位于其右侧。检查者用手指轻压被检查者指甲末端或以清洁玻片轻压其口唇黏膜，使其局部发白。若发白部位的局部边缘出现随心脏搏动而有规律的红、白交替现象，即为阳性<br>（3）枪击音：常选择肱动脉、股动脉作为听诊部位，检查时，被检查者取坐位或卧位，检查者位于其右侧。检查者轻放听诊器膜型体件于被检查者大动脉表面，若闻及与心跳一致、短促如开枪时的声音，即为阳性<br>（4）Duroziez双重杂音：检查时，被检查者取卧位，检查者位于其右侧。检查者将听诊器钟型体件稍加压，放于被检查者股动脉表面，并使体件开口方向稍偏向近心端，若闻及收缩期与舒张期双期"吹风样"杂音，即为阳性 | |
| 检查后整理 | | （1）体检结束后告知被检查者检查结果（是否正常）<br>（2）协助被检查者整理衣物，感谢其配合<br>（3）快速手消 | |

## 任务评价

外周血管检查任务学习自我检测单见表 1-4-15。

表 1-4-15　外周血管检查任务学习自我检测单

| 姓名 | | 专业 | | 班级 | | 学号 | |
|---|---|---|---|---|---|---|---|
| 理论知识 | 检查前准备： | | | | | | |
| | 外周血管检查结果判读： | | | | | | |

续表

| 检查实施 | 操作内容： |
| --- | --- |
| | 注意事项： |

（朱秀华　蒋梦莎）

# 模块五　腹部检查

## 腹部视诊检查

### 任务目标

1. **素质目标**　具有医者仁心的职业素养。
2. **知识目标**　掌握腹部视诊检查的内容和注意事项。
3. **能力目标**　能够熟练进行腹部视诊检查并对结果进行正确判读。

### 任务导入

患者，女性，27岁，常规体检，拟行腹部视诊检查。

要求：① 完成腹部视诊检查；② 告知被检查者检查结果并解读。

### 相关理论知识

1. **腹部的体表标志及分区检查**　为准确描述和记录腹腔脏器病变和体征的部位及范围，常借助腹部的天然体表标志，将腹部划分为几个区，以便知晓腹腔各脏器的位置及其在体表的投影。

（1）常用的腹部体表标志

1）肋弓下缘：由第 8~10 肋软骨连接形成的肋缘和第 10~12 浮肋构成，其下缘为体表腹部上界，常用于腹部分区、肝脾测量及胆囊的定位。

2）剑突：位于胸骨体下端的软骨，常用作肝脏测量的标志。

3）腹上角：两侧肋弓至剑突根部的交角，用于判断体型及肝脏测量。

4）腹中线：胸骨中线的延续，为腹部四区分法的垂直线，此处可发生白线疝。

5）脐：位于腹部中心，为腹部四区分法的标志，此处可发生脐疝。

6）髂前上棘：髂嵴前方突出点，为九区分法的标志和常用的骨髓穿刺部位。

7）腹直肌外缘：锁骨中线的延续，常用作手术切口及胆囊点的定位。

8）腹股沟韧带：两侧腹股沟韧带与耻骨联合上缘共同构成了腹部体表的下界，是寻找股动、静脉的标志，并为腹股沟疝通过部位和所在。

9）耻骨联合：同腹股沟韧带共同构成腹部体表下界。

10）肋脊角：两侧背部第 12 肋骨与脊柱构成的交角，为肾叩痛的检查位置。

11）第 12 肋骨

（2）腹部分区：临床上目前常用的腹部分区法有四区分法和九区分法。

1）四区分法：通过脐画一水平线和一垂直线，两线相交，将腹部分为四个区，即右上腹、右下腹、左上腹、左下腹。

2）九区分法（图1-5-1）：在腹部划两条水平线和两条垂直线，将其分为井字形的九区。上面的水平线为左右两侧肋弓下缘的连线，下面的水平线为左右髂前上棘的连线；两条垂直线分别由左、右两侧髂前上棘至腹中线连线的中点构成，四线相交，将腹部分为左、右上腹部，左、右侧腹部，左、右下腹部及上腹部、中腹部和下腹部。亦可将九区称为左、右季肋部，左、右腰部，左、右髂窝部，脐部和下腹部。

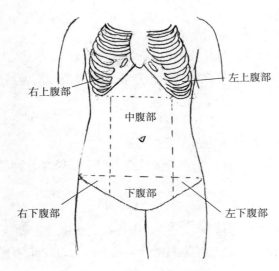

右上腹部　左上腹部
中腹部
下腹部
右下腹部　左下腹部

图 1-5-1　腹部体表九区分法示意图

**2. 腹部外形、腹围**　应注意腹部外形是否对称、有无局部或全腹的膨隆或凹陷。有腹部肿块或腹腔积液时，还应测量腹围的大小。

健康成年人平卧时，前腹壁大致处于肋缘至耻骨联合同一水平或略低，称为腹部平坦，明显高于该水平面的体征称为腹部膨隆，明显低于该水平面的体征称为腹部凹陷。肥胖者或小儿腹部外形较为饱满，消瘦者或老年人因皮下脂肪较少，腹部较为低平，故只有腹部明显膨隆或凹陷时才可能具有病理意义。全腹膨隆可见于腹腔积液、积气，胃肠胀气、腹腔巨大包块、妊娠、肥胖等。局部膨隆常见于脏器肿大、肿瘤、炎性包块、局部肠曲胀气以及腹壁上肿物和疝等。

腹壁包块和腹内包块均可引起腹部局部膨隆，可用以下方法对二者进行鉴别：嘱被检查者仰卧抬头，使腹肌紧张，若肿块更加明显，提示为腹壁包块；若肿块不明显或消失，则提示腹内包块。

全腹凹陷见于显著消瘦和重度脱水者。严重者前腹壁凹陷几乎贴近脊柱，腹外形如舟状，称舟状腹，多见于慢性消耗性疾病，如恶性肿瘤、结核病等，也可见于晚期甲状腺功能亢进、神经性厌食、糖尿病及腺垂体功能减退者。发生膈疝时，腹腔内脏器进入胸腔也可导致全腹凹陷。吸气时出现腹部凹陷，则多见于膈肌麻痹或上呼吸道梗阻。

3. **呼吸运动** 正常人呼吸时腹壁的上下起伏即为呼吸运动，节律规则而均匀，频率为 12～20 次/min。正常成年男性和儿童以腹式呼吸为主，成年女性则以胸式呼吸为主。

常见的呼吸运动异常包括呼吸减弱、呼吸消失、呼吸增强。其中，腹式呼吸减弱常见于腹膜炎症、急性腹痛、腹水、腹腔内巨大肿物或妊娠等；腹式呼吸消失常见于胃肠穿孔所致的急性腹膜炎或膈肌麻痹等；腹式呼吸增强较少见，可见于胸腔疾病、胸腔积液或癔症。

4. **腹壁静脉** 腹壁静脉一般不可见，但在消瘦、老年人或皮肤白皙的人中隐约可见。若腹壁静脉显露或曲张，表示已有侧支循环建立，多见于门静脉高压所致的循环障碍或上下腔静脉回流受阻，腹腔巨大肿物、妊娠等导致腹压增加时也可见静脉显露。

5. **胃肠型和蠕动波** 胃肠的轮廓及蠕动波一般不可见。当胃肠道发生梗阻时，梗阻近端的胃或肠段饱满而隆起，可显出胃肠的轮廓，称为胃型或肠型。梗阻时伴有该部位蠕动加强的体征称为蠕动波。若胃蠕动波自左肋缘下开始向右缓慢推进至右腹直肌旁消失，称为正蠕动波；若胃蠕动波自右向左推进则为逆蠕动波。发生肠梗阻时也可见到肠蠕动波，其中小肠梗阻所致的蠕动波多见于脐，如发生肠麻痹则蠕动波消失。从侧面更易观察到蠕动波，可用手轻拍腹壁诱发之。

## 任务实施

腹部视诊检查技术操作流程见表 1-5-1。

表 1-5-1 腹部视诊检查技术操作流程

| 检查步骤 | | 操作内容 | 注意事项 |
|---|---|---|---|
| 检查前准备 | 器物准备 | 诊断床一张、病历夹一个、记录笔一支 | 1. 进行腹部视诊时，环境温度、湿度应适宜，光线应充足而柔和，利于观察到腹部较小的隆起<br>2. 视诊时首先应自上而下地观察整个腹部。然后检查者下蹲，双眼与被检查者腹前壁平齐或稍高，从切线上观察腹部，必要时可嘱被检查者取鞠躬位或站立位，以利于观察 |
| | 环境准备 | 光线充足，室温及手温适宜 | |
| | 检查者准备 | （1）仪表端庄，服装整洁，指甲修剪<br>（2）体检前告知被检查者检查目的<br>（3）检查前快速手消<br>（4）站于被检查者右侧 | |
| | 被检查者准备 | 排空膀胱，取仰卧位，双手置于身体两侧，充分暴露腹部（上至剑突，下至耻骨联合） | |
| 检查实施<br>腹壁视诊 | 腹部外形 | 视诊时，立位观察被检查者腹部或下蹲与被检查者腹部平齐，查看腹部是否对称，有无局部肿胀、隆起或凹陷 | |
| | 呼吸运动 | 视诊时，立位观察被检查者腹部或下蹲与被检查者腹部平齐（注意：男性以腹式呼吸为主，呼吸运动观察部位为腹部；成年女性以胸式呼吸为主，观察呼吸运动时应注意其胸部起伏，每次至少观察 30s），注意呼吸的频率、节律是否规整等 | |

续表

| 检查步骤 | 操作内容 | | 注意事项 |
|---|---|---|---|
| 检查实施 | 腹壁静脉 | （1）正常人不可见<br>（2）视诊时如发现腹壁曲张静脉，需要判断静脉血流流向。方法：将示指和中指并拢，压迫一段不分叉的曲张静脉，压住血管后分开示指、中指向两端平移排空血管，然后抬起一指，如血管迅速充盈，则血流方向是从抬起指侧流入；如血管未充盈或缓慢充盈，则抬指方向为流出侧（图1-5-2） | 其腹部膨隆、内脏下垂、腹壁与腹股沟疝肿块出现的部位及转移方向、腹壁静脉曲张等，并可与仰卧位做对比 |
| | 腹壁皮肤 | 有无皮疹、色素沉着、黄染、红肿等 | |
| | 胃肠型和蠕动波 | （1）正常人不可见<br>（2）视诊时若观察到腹部异常隆起，则根据隆起部位的不同判断胃肠型：其中，右上腹隆起的宽底面包块形状可能为胃型；腹壁局部隆起的长条状包块形状可能为肠型<br>（3）如在腹壁见到规律或不规律起伏的胃肠型则为蠕动波 | |
| 检查后整理 | （1）体检结束后告知被检查者检查结果（是否正常）<br>（2）协助被检查者整理衣物，感谢其配合<br>（3）快速手消 | | |

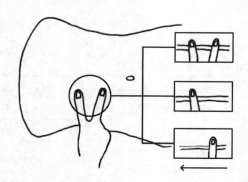

图 1-5-2　检查静脉血流方向手法示意图

腹壁静脉血流方向检查

## 任务评价

腹部视诊检查任务学习自我检测单见表 1-5-2。

表 1-5-2　腹部视诊检查任务学习自我检测单

| 姓名 | | 专业 | | 班级 | | 学号 | |
|---|---|---|---|---|---|---|---|
| 理论知识 | 检查前准备： | | | | | | |
| | 腹部视诊检查结果判读： | | | | | | |
| 检查实施 | 操作内容： | | | | | | |
| | 注意事项： | | | | | | |

（杜志勇　余　路）

---

## 任务二

# 腹部触诊检查

## 任务目标

1. **素质目标**　具有医者仁心的职业素养。
2. **知识目标**　掌握腹部触诊检查的内容和注意事项。
3. **能力目标**　能够熟练进行腹部触诊检查并对结果进行正确判读。

## 任务导入

张某，男性，36岁，上腹部疼痛3h就诊，拟行腹部触诊检查。

要求：① 完成腹部触诊检查；② 告知被检查者检查结果并解读。

## 相关理论知识

### 1. 腹壁紧张度、压痛及反跳痛

（1）腹壁紧张度：腹壁紧张度是指触诊腹壁时腹肌的紧张程度。正常人的腹壁有一定张力，但触之柔软，较易压陷。某些病理情况可使全腹或局部腹肌紧张度增加、降低或消失。

1）腹部饱满感指触诊时腹部张力增加，但无腹肌痉挛，可无压痛。常见于腹腔内容物增加，如肠胀气或气腹、腹腔内大量腹水者。

2）揉面感指全腹触之如揉面团，腹壁柔韧而具抵抗力，不易压陷。常见于结核性腹膜炎或其他慢性病变，也可见于癌性腹膜炎。

3）板状腹指触诊时腹壁明显紧张，甚至强直硬如木板。常见于急性胃肠道穿孔或腹腔脏器破裂所致的急性弥漫性腹膜炎。

4）局部腹壁紧张度增加常因脏器炎症波及邻近腹膜引起。如右上腹紧张度增加常见于急性胆囊炎；上腹或左上腹紧张度增加常见于急性胰腺炎；右下腹紧张度增加常见于急性阑尾炎，也可见于胃肠穿孔。

5）全腹紧张度降低可见于慢性消耗性疾病、重症肌无力、严重的低钾血症或大量放腹水者，也可见于经产妇或年老体弱者。

6）局部紧张度降低多为该部腹肌瘫痪或缺陷所致。可见于脊髓灰质炎、周围神经损伤、疝或腹直肌分离等。

（2）压痛：正常腹部触诊时不引起疼痛，重按压时仅有一种压迫不适感。

压痛多来自于腹壁或腹腔内病变。检查时先根据症状估计可能出现压痛的部位，再自其远方逐渐按压至此。根据压痛部位可以推测出病变脏器：① 阑尾炎早期压痛常在上腹部，甚至局部无压痛，以后才逐渐转移至麦氏点压痛，这是阑尾病变的标志；② 胰体和胰尾处的炎症和肿瘤可有左腰部压痛；③ 右锁骨中线与肋缘交界处出现压痛是胆囊病变的标志；④ 胸部病变、盆腔病变亦可引起腹部压痛；⑤ 下叶肺炎、胸膜炎、心肌梗死常于上腹部或季肋部出现压痛；⑥ 膀胱、子宫及附件处的病变可在下腹部出现压痛。（图1-5-3，见文末彩图）

（3）反跳痛：用手压迫被检查者腹部产生疼痛后，手指在此处稍停片刻，使压痛感趋于稳定，然后迅速将手抬起，被检查者感觉腹部疼痛骤然加剧，并伴有痛苦表情或呻吟的表现为反跳痛。反跳痛是突然抬手时腹膜被牵拉引起的疼痛，提示腹膜壁层受炎症累及。腹膜炎患者常有腹肌紧张、压痛和反跳痛的体征，称为腹膜刺激征，又称"腹膜炎三联征"。当腹腔内脏器炎症尚未累及腹膜壁层时，可仅有压痛而无反跳痛。

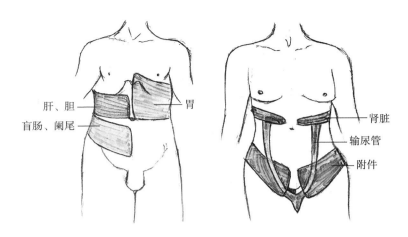

图 1-5-3　腹部常见疾病的压痛部位

**2．肝脾触诊、腹部包块**

（1）肝脏触诊：主要用于了解肝脏的大小、质地、表面边缘及压痛、搏动等。

1）正常成人肝脏一般在肋缘下不能触及，少数人如腹壁松软的瘦长体形者，在深吸气时可在肋弓下触及，但通常在 1cm 以内。剑突下可触及肝下缘者多不超过 3cm，或不超过剑突根部至脐连线的上 1/3 处。

2）正常肝脏表面光滑，边缘整齐，厚薄一致，无压痛、搏动。

3）急性肝炎患者的肝脏可轻度肿大，表面光滑，边缘钝，质稍韧，可有压痛。

4）脂肪肝患者的肝脏可肿大，表面光滑，质软或稍软，但无压痛。

5）肝淤血患者的肝脏可明显肿大，表面光滑，边缘圆钝，质韧，可有压痛，肝颈静脉回流征阳性。

6）肝脓肿或肝囊肿患者的肝脏可有局部囊性包块，但前者有明显压痛，后者无压痛。

7）肝硬化早期患者的肝脏常肿大，而晚期则缩小，质较硬，边缘锐利，表面可触及小结节，但无压痛。

8）肝癌患者的肝脏常逐渐增大，质地硬如石，表面有大小不等的结节或巨块，边缘不整，压痛明显。

（2）脾脏触诊：正常情况下，脾脏不能触及。触诊时主要了解脾脏的大小、表面、质地、边缘、有无压痛及摩擦感等。

1）脾轻度肿大常见于急慢性肝炎、败血症、伤寒、粟粒性结核、感染性心内膜炎及钩端螺旋体病等，脾脏质地一般较软。

2）脾中度肿大常见于肝硬化、慢性淋巴细胞白血病、慢性溶血性疾病、淋巴瘤及系统性红斑狼疮等，脾脏质地一般较硬。

3）脾重度肿大时，可有不同表现：① 表面光滑者常见于慢性粒细胞白血病、黑热病和血吸虫病等；② 表面不光滑而有结节者常见于淋巴肉瘤和恶性组织细胞病等；③ 脾压痛者常见于脾脓肿、脾梗死；④ 脾表面有囊性感者见于脾囊肿；⑤ 脾周围炎或脾梗死时，由于脾包膜病变累及腹膜壁层，故触诊时有摩擦感并有明显压痛。

（3）腹部包块：行腹部触诊时还可能触及一些肿块，这些肿块可能为正常脏器，也可能为病理性肿块，触诊时应予以鉴别。

1）可触及的组织和脏器有腹直肌肌腹及腱划、腰椎椎体及骶骨岬、乙状结肠、横结肠、盲肠、腹主动脉。

2）在触及异常肿块时，需注意肿块的部位、大小、形态、质地、压痛、移动度、搏动以及与腹壁的关系等。

3）在腹部某处触及的包块常来源于该部的脏器。凡触及包块，均应测量其长度、宽度和厚度，以利于动态观察。要注意其形态如何，轮廓是否清楚，规则与否，表面及边缘光滑与否，是否有切迹。① 质地柔软而富有张力的包块，应考虑为过度充盈的空腔脏器；② 质地柔软的囊性包块，多见于囊肿、脓肿；③ 质地中等或坚硬的实质性包块，常见于肿瘤、炎性或结核浸润肿块；④ 有明显压痛的，多为炎性包块；⑤ 移动度大的肿块，多为游走的脏器或带蒂的肿物；⑥ 消瘦者可在腹部见到或触及动脉搏动；⑦ 中线附近触及的扩张性搏动肿块，应考虑为腹主动脉瘤或其分支上的动脉瘤。触及的肿块要确定其与皮肤、腹壁及邻近脏器的关系。

**3. 液波震颤**　腹腔内有大量游离液体时，若用手指叩击腹部，可感到液波震颤，又称"波动感"，但需有 3 000 ~ 4 000ml 及以上的液量时才能查出，不如移动性浊音敏感。

### 任务实施

腹部触诊检查技术操作流程见表 1-5-3。

**表 1-5-3　腹部触诊检查技术操作流程**

| 检查步骤 | | 操作内容 | 注意事项 |
| --- | --- | --- | --- |
| 检查前准备 | 器物准备 | 诊断桌椅一套、病历夹一个、记录笔一支 | 1. 根据检查目的不同，被检查者可采取不同的体位<br>2. 常规检查顺序一般是从左下腹开始，按逆时针方向依次触诊腹的各部（九区分法）。但若被检查者有腹痛，则应先触诊未诉疼痛的部位，然后逐渐移向疼痛部位，以免引起被检查者的感受错觉 |
| | 环境准备 | 光线充足，室温及手温适宜 | |
| | 检查者准备 | （1）仪表端庄，服装整洁，修剪指甲<br>（2）体检前告知被检查者检查目的<br>（3）检查前快速手消<br>（4）站于被检查者右侧 | |
| | 被检查者准备 | 排空膀胱，取仰卧位，双手放于身体两侧，双下肢屈曲，充分暴露腹部，放松腹部 | |
| 检查实施 | 腹壁紧张度<br> | （1）首先，右手四指并拢，全手掌紧贴被检查者腹壁，以指腹滑动触诊，由浅入深感受腹壁的紧张程度<br>（2）然后，从左下腹开始（疼痛者自疼痛相对位置开始），按逆时针 G 字形进行触诊，最后检查病痛部位<br>（3）边触诊边询问被检查者是否疼痛，或观察被检查者的面部表情。检查完一个区域后手应抬离。顺序轻触（压陷约 1cm）被检查者腹部各部位，以感受腹壁的紧张程度，正常情况下腹壁柔软无抵抗 | |

| 检查步骤 | 操作内容 | 注意事项 |
|---|---|---|
| | 腹部压痛 | （1）右手四指并拢，从左下腹开始（疼痛者自疼痛相对位置开始），按逆时针 G 字形由浅入深逐一触诊（压陷 2～4cm），最后检查病痛部位<br>（2）边触诊边询问被检查者是否疼痛或观察被检查表情是否痛苦 | 3. 触诊时，要合理运用不同的检查手法。使用浅部触诊法时，应使腹壁压陷约 1cm，用于检查腹壁的情况；使用深部触诊法时，应使腹壁压陷至 2cm 以上，有时甚至可达 4～5cm，用于了解腹腔内脏器的情况 |
| 检查实施 | 反跳痛触诊 | 触诊到某一疼痛部位时，用并拢的示、中、环指压于此处稍停片刻，然后将手迅速抬起，如此时被检查者感觉腹痛加重，并有痛苦的表情，为反跳痛 | |
| | 肝脏触诊 | （1）单手触诊（图 1-5-4）<br>1）首先，右手四指并拢，掌指关节伸直，手掌紧贴被检查者腹壁，使手指方向与右肋缘平行，自脐右侧开始触诊<br>2）然后，嘱被检查者作均匀而较深的腹式呼吸，呼气时向下加压，吸气时被动抬起向上迎触，手指逐渐向肋缘移动，直至触及肝缘或肋缘<br>（2）双手触诊（较常用，图 1-5-5）<br>1）首先，将左手掌四指并拢平放于被检查者右腰部后方，大拇指放于被检查者肋弓，右手下压时，左手向上托起肝脏便于右手触诊。右手的触诊手法同单手触诊<br>2）然后，边触诊边询问被检查者是否疼痛，或观察被检查者的面部表情<br>3）需在右锁骨中线及前正中线上分别触诊肝缘，并测量其与肋缘、剑突根部的距离，以 cm 表示 | |
| | 脾脏触诊 | （1）左手并拢平放于被检查者左腰部第 9～11 肋骨处，将脾脏从后向前托起；右手掌平放于左侧腹部与左肋弓成垂直方向，右手四指并拢，自脐平面由下而上随被检查者的腹式呼吸由浅入深进行滑动触诊（吸迎呼压）。如在指尖触及质韧的物体，即为脾脏<br>（2）边触诊边询问被检查者是否疼痛，或观察被检查者的面部表情（图 1-5-6） | |
| | 腹部包块 | （1）右手四指并拢，在被检查者腹部疑似包块周围由浅入深滑动触诊，以感受包块的大小，是否光滑，有无边界，能否移动，有无触痛，有无波动感等，必要时可以行双手触诊<br>（2）边触诊边询问被检查者是否疼痛，或观察被检查者的面部表情 | |
| | 液波震颤 | （1）用一手的掌面轻贴于被检查者的一侧腹壁，另一手手指并拢叩击对侧腹壁，感受是否有冲击感<br>（2）为防止腹壁本身的震动传至对侧，将被检查者的手掌尺侧缘轻压于其脐部腹正中线上，然后再次冲击对侧腹壁，感受是否仍存在冲击感 | |
| 检查后整理 | | （1）体检结束后告知被检查者检查结果（是否正常）<br>（2）协助被检查者整理衣物，感谢其配合<br>（3）快速手消 | |

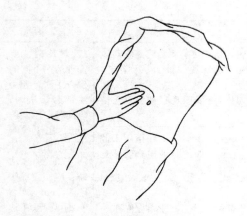

图 1-5-4　肝脏单手触诊法

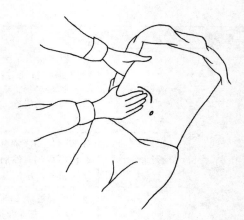

图 1-5-5　肝脏双手触诊法

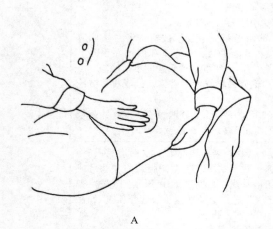

A

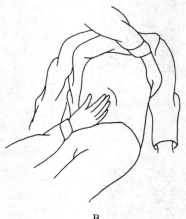

B

图 1-5-6　脾脏双手触诊法

## 任务评价

腹部触诊检查任务学习自我检测单见表 1-5-4。

表 1-5-4　腹部触诊检查任务学习自我检测单

| 姓名 | | 专业 | | 班级 | | 学号 | |
|------|------|------|------|------|------|------|------|
| 理论知识 | 检查前准备： | | | | | | |

| 理论知识 | 腹部触诊检查结果判读： |
|---|---|
| 检查实施 | 操作内容：<br><br><br>注意事项： |

（朱秀华　杜志勇）

## 任务三

# 腹部叩诊检查

## 任务目标

1. **素质目标**　具有医者仁心的职业素养。
2. **知识目标**　掌握腹部叩诊检查的内容和注意事项。
3. **能力目标**　能够熟练进行腹部叩诊检查并对结果进行正确判读。

## 任务导入

孙某，男性，58岁，腹胀1周，拟行腹部叩诊检查。

要求：① 完成腹部叩诊检查；② 告知被检查者检查结果并解读。

## 相关理论知识

**1．腹部叩诊音**　正常腹部叩诊呈鼓音，肝脾、增大的膀胱和子宫所在部位，以及两侧腹部近腰肌处叩诊呈浊音。叩诊时可从左下腹按逆时针方向至右下腹，再至脐部。

（1）鼓音范围缩小：肝脾或其他脏器高度肿大、腹腔内肿瘤或大量腹水时出现浊音或实音而导致鼓音范围缩小。

（2）鼓音范围增大：见于胃肠高度胀气、人工气腹、麻痹性肠梗阻或胃肠穿孔时；异常鼓音出现于不应有鼓音的部位（如肝浊音界内）。

**2．肝浊音界**　体型匀称者的肝脏在右锁骨线上，上界在第5肋间，下界在右季肋下缘，二者之间的距离即为肝上下径，为9~11cm；在右腋中线上，上界位于第7肋间，下界在第10肋间水平；在右肩胛线上，上界位于第10肋间。体形矮胖者的肝脏上下界均可高出一个肋间；而体形瘦长者则可低一个肋间。

肝浊音界扩大常见于肝癌、肝炎、肝脓肿、肝淤血和多囊肝等。肝浊音界缩小常见于暴发性肝炎、肝硬化、急性肝坏死和胃肠胀气等。肝浊音界消失而代之以鼓音多因肝表面有气体所致，是急性胃肠穿孔的重要征象，但亦可见于人工气腹、间位结肠等。肝浊音界上移常见于右肺纤维化、右下肺不张。肝浊音界向下移位常见于右侧张力性气胸、肺气肿等。此外，肝区叩痛对肝炎、肝脓肿的诊断有一定意义。

**3．移动性浊音**　因体位改变而出现浊音区变动的现象称移动性浊音，这是发现有无腹水的重要方法。当腹腔内的游离腹水在1 000ml以上时，即可查到移动性浊音。引起腹水的常见原因有肝硬化、结核性腹膜炎、心力衰竭、腹膜癌、肾病综合征。

**4．肋脊角叩击痛**　正常人肋脊角处无叩击痛。肾炎、肾盂肾炎、肾结核、肾结石及肾周围炎患者的肋脊角处有不同程度的叩击痛。

**5．膀胱叩诊**　膀胱空虚时，因耻骨上方有肠管存在，叩诊呈鼓音。当膀胱充盈时，在耻骨联合上方可叩出圆形浊音区。处于妊娠中期的子宫、有卵巢囊肿或子宫肌瘤者等，在该区叩诊也可呈浊音，应注意鉴别。可嘱被检查者排尿或导尿后复查，若浊音变为鼓音，则是尿潴留所致的膀胱胀大。

## 任务实施

腹部叩诊检查技术操作流程见表1-5-5。

表1-5-5　腹部叩诊检查技术操作流程

| 检查步骤 | 操作内容 | | 注意事项 |
|---|---|---|---|
| 检查前准备 | 器物准备 | 诊断床一张、病历夹一个、记录笔一支 | 1.腹部叩诊检查时动作、手法和力量要正确，左手中指接触叩诊部位，其他指分开稍抬起不接触 |
| | 环境准备 | 光线充足，室温及手温适宜 | |
| | 检查者准备 | （1）仪表端庄，服装整洁，修剪指甲<br>（2）体检前告知被检查者检查目的<br>（3）检查前快速手消<br>（4）站于被检查者右侧 | |

| 检查步骤 | 操作内容 | | 注意事项 |
|---|---|---|---|
| 检查前准备 | 被检查者准备 | 排空膀胱，取仰卧位，充分暴露腹部 | 1. 被检查者，右手中指垂直叩击左手中指第二指骨的远端，叩击后立即抬离，同一部位可连续叩击2~3次<br>2. 叩诊移动性浊音时，叩诊的板指不能离开腹壁<br>3. 多囊肾、阑尾炎和肝肾移植术后者不能进行触诊及叩诊 |
| 检查实施 | 腹部叩诊音 | 叩诊时从左下腹开始，逆时针方向至右下腹，再至脐部 | |
| | 肝脏叩诊 | （1）肝上界/相对浊音界的叩诊：沿被检查者右侧锁骨中线自胸部向下叩诊，当叩诊音由清音转为浊音时，即为肝上界，相当于肺遮盖的肝顶部的体表投影点，也称为肝脏相对浊音界<br>（2）肝绝对浊音界的叩诊：沿被检查者右侧锁骨中线自胸部向下叩诊，当叩诊音由清音转为浊音后，继续向下叩诊，叩诊音由浊音变成实音处，即为肝脏绝对浊音界，相当于肺下缘的体表投影点<br>（3）肝下界的叩诊：沿被检查者右侧锁骨中线自胸部向下叩诊，当叩诊音由清音变为浊音，然后由浊音变成实音，再由实音转变为鼓音时，即为肝下界。或沿右锁骨中线自腹部向上叩诊，叩诊音由鼓音转为浊音处即是肝下界 | |
| | 移动性浊音 | 被检查者取仰卧位，自其脐部开始向左侧腰部叩诊，当叩诊音由鼓音变为浊音时，嘱被检查者转向右侧卧，左手中指不离开腹壁，此时如叩诊音由浊音变为鼓音，则为移动性浊音阳性。同法向右侧叩诊，叩到浊音后嘱被检查者左侧卧，核实浊音是否移动（图1-5-7） | |
| | 肋脊角叩痛 | （1）被检查者取坐位或侧卧位，充分暴露背部，检查者站于被检查者后方<br>（2）左手手掌平放于被检查者肋脊角处（肾区），右手握拳用由轻到中等的力量叩击左手手背。正常肋脊角处无叩击痛 | |
| | 膀胱叩诊 | 自脐部向耻骨上联合方向叩诊，叩诊音由清音变为浊音处，即为膀胱上界 | |
| 检查后整理 | | （1）体检结束后告知被检查者检查结果（是否正常）<br>（2）感谢被检查者配合<br>（3）快速手消 | |

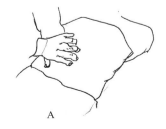
A

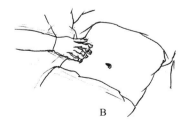
B

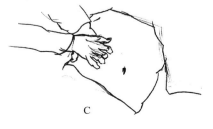
C

图 1-5-7　移动性浊音叩诊法

## 任务评价

腹部叩诊检查任务学习自我检测单见表1-5-6。

表1-5-6　腹部叩诊检查任务学习自我检测单

| 姓名 | | 专业 | | 班级 | | 学号 | |
|---|---|---|---|---|---|---|---|

| 理论知识 | 检查前准备： |
|---|---|
| | 腹部叩诊检查结果判读： |
| 检查实施 | 操作内容： |
| | 注意事项： |

（朱秀华　杜志勇）

---

## 任务四

# 腹部听诊检查

## 任务目标

1. **素质目标**　具有医者仁心的职业素养。

2. **知识目标**　掌握腹部听诊检查的内容和注意事项。

3. **能力目标**　能够熟练进行腹部听诊检查并对结果进行正确判读。

**任务导入**

詹某，男性，26岁，腹痛、腹泻5h就诊，拟行腹部听诊检查。

要求：完成腹部听诊检查。

**相关理论知识**

1. **肠鸣音** 肠鸣音是指肠蠕动时肠管内的气体和液体随之而流动产生的一种断续的咕噜声或气过水声，听诊时间不应少于5min或要反复多次听诊。正常肠鸣音每分钟出现4~5次，病理情况下，可以有肠鸣音增强、减弱或消失的现象。

（1）肠蠕动增强时，肠鸣音每分钟可达10次以上，但音调却并不特别高亢，称为肠鸣音活跃，常见于胃肠大出血、急性胃肠炎或腹泻后。若肠鸣音不仅次数多，且音调响亮、高亢，甚至呈金属音或叮当音，称为肠鸣音亢进，常见于机械性梗阻。但若肠梗阻持续存在，则肠壁肌肉劳损，蠕动减弱，肠鸣音亦可减弱。

（2）肠蠕动减弱时，肠鸣音次数明显少于正常，甚至数分钟才听到1次，称肠鸣音减弱，常见于老年性便秘、电解质紊乱（低血钾）、腹膜炎、胃肠动力低下等。

（3）始终听不到肠鸣音者称肠鸣音消失，常见于肠麻痹、急性腹膜炎。

2. **血管杂音** 正常腹部无血管音。血管杂音分为动脉性杂音和静脉性杂音，腹部的血管杂音对某些疾病的诊断有一定意义。

动脉性杂音出现在不同的部位，常提示不同的病变。① 出现于中腹部的收缩期血管杂音常提示腹主动脉狭窄或腹主动脉瘤。前者下肢血压低于上肢，严重者甚至不能触及足背部的动脉搏动，后者可在血管杂音部位触及波动的包块；② 出现于左、右上腹部的收缩期血管杂音常提示肾动脉狭窄，可见于高血压患者，尤其是青年患者；③ 出现于下腹两侧的血管杂音应考虑髂动脉狭窄；④ 当左叶肝癌压迫肝动脉或腹主动脉时，也可在包块部位听到"吹风样"血管杂音，或在肿瘤部位听到轻微的连续性杂音。

静脉性杂音为连续的"营营"声，多出现于脐中或剑突下部，常提示门静脉高压伴侧支循环形成。

3. **振水音** 胃内有大量气体和液体共同存在时，身体受到摇动胃内气体与液体相互撞击而发出的声音称为振水音。临床上常见于幽门梗阻、胃下垂、急性胃扩张、肠梗阻、乙状结肠扭转等，但正常人大量饮水后也可出现。

**任务实施**

腹部听诊技术操作流程见表1-5-7。

表1-5-7 腹部听诊技术操作流程

| 检查步骤 | 操作内容 | 注意事项 |
|---|---|---|
| 检查前准备 | 器物准备　诊断桌椅一套、病历夹一个、记录笔一支 | 1. 听诊前要保证听诊器温暖。检查者要耐心细致，听诊时间不应少于5min。要注意肠鸣音的特征及频率<br>2. 听诊血管杂音时，可将听诊器钟型膜件稍加压置于被检查者腹部 |
| | 环境准备　光线充足，室温及手温适宜 | |
| | 检查者准备　（1）仪表端庄，服装整洁，修剪指甲<br>（2）体检前告知被检查者检查目的<br>（3）检查前快速手消<br>（4）站于被检查者右侧 | |
| | 被检查者准备　取仰卧位，充分暴露腹部 | |
| 检查实施 | 肠鸣音　将听诊器听件置于被检查者脐部的上、下、左、右四个方向，各听诊1min，计数肠鸣音的次数 | |
| | 血管杂音　将听诊器听件分别置于被检查者两侧上腹部（肾动脉听诊区）、脐部上部（腹主动脉听诊区）、两侧下腹部（髂动脉听诊区），听诊有无血管杂音，每个部位至少听诊30s（图1-5-8） | |
| | 振水音　以一耳凑近被检查者上腹部（或将听诊器放于被检查者上腹部）。右手示指、中指、环指三指并拢成70°～90°，放置于胃部腹壁，做数次急速且有力的冲击动作。若有气液相撞的声音，则振水音阳性 | |
| 检查后整理 | （1）体检结束后告知被检查者检查结果（是否正常）<br>（2）感谢被检查者配合<br>（3）快速手消 | |

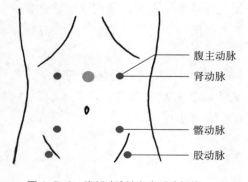

图1-5-8　腹部动脉性杂音听诊部位

腹部听诊

## 任务评价

腹部听诊检查任务学习自我检测单见表1-5-8。

表 1-5-8　腹部听诊检查任务学习自我检测单

| 姓名 | | 专业 | 班级 | 学号 |
|---|---|---|---|---|
| 理论知识 | 检查前准备： | | | |
| | 腹部听诊检查结果判读： | | | |
| 检查实施 | 操作内容： | | | |
| | 注意事项： | | | |

（朱秀华　杜志勇）

# 模块六  脊柱、四肢、肛门检查

任务一
## 脊柱检查

## 任务目标

1. **素质目标**  具有医者仁心的职业素养。
2. **知识目标**  掌握脊柱检查的内容和注意事项。
3. **能力目标**  能够熟练进行脊柱检查并对结果进行正确判读。

## 任务导入

王某，男性，45岁，无明显诱因出现颈部活动受限，伴疼痛 3d 就诊，拟行脊柱检查。要求：① 完成脊柱检查；② 告知被检查者检查结果并解读。

## 相关理论知识

1. **脊柱弯曲度**  正常人直立时，从侧面观察，脊柱有四个生理弯曲即颈椎段稍向前凸、胸椎段稍向后凸、腰椎段明显向前凸、骶椎则明显向后凸，类似"S"形。从背面观察，两肩对称，两肩胛下角连线与两髂嵴最高点连线平行，枕外隆突或第七颈椎棘突向地面做垂直线应通过臀沟正中，且各棘突也应在此线上。

2. **脊柱活动度**  正常人脊柱有一定活动度，但各部位的活动范围明显不同。其特点：颈椎段与腰椎段的活动范围最大；胸椎段活动范围较小；骶椎和尾椎已融合成骨块状，几乎无活动性。

正常人颈椎活动范围：前屈、后伸均应达到 35°~45°，左、右侧屈均应达到 45°，左、右旋转均应达到 60°~80°。

正常人腰椎活动范围：前屈 90°，后伸 30°，左、右侧屈均应达到 20°~30°，左、右旋转均应达到 30°。

3. **脊柱压痛、叩击痛**  正常情况下，脊椎棘突及椎旁肌肉均无压痛。采用直接叩击法及间接叩击法叩诊时，各椎体棘突均无叩击痛。

## 任务实施

脊柱检查技术操作流程见表 1-6-1。

脊柱检查

表 1-6-1　脊柱检查技术操作流程

| 检查步骤 | | 操作内容 | 注意事项 |
|---|---|---|---|
| 检查前准备 | 器物准备 | 诊断床一张、病历夹一个、记录笔一支、叩诊锤一把 | 1. 脊柱检查以视诊、触诊、叩诊为主<br>2. 脊柱弯曲度检查需注意从侧面和背后两个方向进行视诊<br>3. 颈椎活动度检查需固定被检查者双肩；腰椎活动度检查需固定被检查者骨盆且双膝不可屈曲、双足不能移动 |
| | 环境准备 | 光线充足，室温及手温适宜 | |
| | 检查者准备 | （1）仪表端庄，服装整洁，修剪指甲<br>（2）体检前告知被检查者检查目的<br>（3）检查前快速手消<br>（4）站于被检查者后方或右侧 | |
| | 被检查者准备 | 取坐位或站立位 | |
| 检查实施 | 脊柱弯曲度 | （1）判断有无侧弯：用手指沿脊椎棘突以适当的压力从上向下划压，随后皮肤即出现一条红色充血线，以此线来观察脊柱有无侧弯<br>（2）判断生理弯曲是否正常：从侧面观察被检查者脊柱的生理弯曲是否存在，有无异常前凸或后凸 | |
| | 脊柱活动度 | （1）颈椎活动度：用双手固定被检查者双肩，然后嘱被检查者做颈部前屈、后伸、左右侧屈、左右旋转运动，观察被检查者的颈椎活动度<br>（2）腰椎活动度：用双手固定被检查者骨盆，然后嘱被检查者做腰部前屈、后伸、左右侧屈、左右旋转运动，观察被检查者的腰椎活动度 | |
| | 脊柱压痛、叩击痛 | （1）脊柱压痛：用拇指或示指指腹自上而下依次按压颈椎、胸椎、腰骶椎棘突和椎旁肌肉，发现压痛点时需重复检查确认<br>（2）脊柱叩击痛<br>1）直接叩击法：以叩诊锤或单一指端依次轻叩被检查者各个脊椎棘突<br>2）间接叩击法：将左手手掌置于被检查者头部，右手握拳以小鱼际肌部位叩击左手手背，并询问被检查者脊柱各部位有无疼痛 | |
| 检查后整理 | | （1）体检结束后告知被检查者检查结果（是否正常）<br>（2）协助被检查者整理衣物，感谢其配合<br>（3）快速手消 | |

## 任务评价

脊柱检查任务学习自我检测单见表 1-6-2。

表 1-6-2　脊柱检查任务学习自我检测单

| 姓名 | | 专业 | | 班级 | | 学号 | |
|---|---|---|---|---|---|---|---|
| 理论知识 | 检查前准备： | | | | | | |

续表

| 理论知识 | 脊柱检查结果判读： |
|---|---|
| 检查实施 | 操作内容：<br><br>注意事项： |

（刘兰香　朱秀华）

## 任务二
# 四肢、关节检查

### 任务目标

1. **素质目标**　具有医者仁心的职业素养。
2. **知识目标**　掌握四肢、关节检查的内容和注意事项。
3. **能力目标**　能够熟练进行四肢、关节检查并对结果进行正确判读。

### 任务导入

王某，女性，56 岁，双手指关节及双侧膝关节疼痛，反复发作、加重 3 年就诊，拟行四肢、关节检查。

要求：① 完成四肢、关节检查；② 告知被检查者检查结果并解读。

## 相关理论知识

1. **手及腕关节** 正常人双手无红肿、皮肤破损，无皮下出血、肌萎缩；双手指末端无发绀、苍白，无杵状指及反甲；双手指关节及腕关节无肿胀、畸形，无活动受限。

2. **小腿及膝关节** 正常人双侧小腿对称，无皮损或溃烂，无皮下出血、肿胀及静脉曲张。双膝关节无畸形、肿胀；胫前皮肤无凹陷性水肿；膝关节无肿胀、疼痛，浮髌试验阴性；膝关节活动度无异常（屈曲膝关节，使大腿后部与小腿后部相贴，活动度正常）。

## 任务实施

四肢、关节检查技术操作流程见表1-6-3。

### 表1-6-3 四肢、关节检查技术操作流程

| 检查步骤 | | 操作内容 | 注意事项 |
|---|---|---|---|
| 检查前准备 | 器物准备 | 诊断床一张、病历夹一个、记录笔一支 | 1. 四肢、关节检查以视诊、触诊为主<br>2. 在进行四肢关节检查时，不仅需注意有无形态异常，还需注意有无运动障碍 |
| | 环境准备 | 光线充足，室温及手温适宜 | |
| | 检查者准备 | （1）仪表端庄，服装整洁，指甲修剪<br>（2）体检前告知被检查者检查目的<br>（3）检查前快速手消<br>（4）站于被检查者前方或右侧 | |
| | 被检查者准备 | 取坐位或站立位 | |
| 检查实施 | 手及腕关节 | （1）观察被检查者双手有无红肿、皮肤破损、皮下出血、肌萎缩<br>（2）观察被检查者双手指末端有无发绀、苍白，有无杵状指及反甲<br>（3）观察被检查者双手指关节及腕关节有无肿胀、畸形，有无活动受限 | |
| | 小腿及膝关节 | （1）视诊<br>1）观察被检查者双侧小腿是否对称，有无皮损或溃烂，有无皮下出血、肿胀及静脉曲张<br>2）观察被检查者双侧膝关节有无畸形、肿胀<br>（2）触诊<br>1）按压被检查者胫前皮肤，判断有无凹陷性水肿（注意左右两侧对比检查）<br>2）按压被检查者膝关节，判断有无肿胀、疼痛（注意左右两侧对比检查）<br>3）浮髌试验：首先将左手固定于被检查者膝关节上方，右手固定于膝关节下方，然后以右手示指按压被检查者髌骨，了解有无髌骨浮动感，若髌骨有浮动感，则为浮髌试验阳性（注意左右两侧对比检查）<br>（3）膝关节活动度：屈曲膝关节，使被检查者大腿后部与小腿后部相贴，并以同法检查对侧膝关节，判断膝关节活动度是否正常 | |
| 检查后整理 | | （1）体检结束后告知被检查者检查结果（是否正常）<br>（2）感谢患者配合<br>（3）快速手消 | |

## 任务评价

四肢、关节检查任务学习自我检测单见表 1-6-4。

表 1-6-4    四肢、关节检查任务学习自我检测单

| 姓名 | 专业 | 班级 | 学号 |
|---|---|---|---|
| 理论知识 | 检查前准备： | | |
| | 四肢、关节检查结果判读： | | |
| 检查实施 | 操作内容： | | |
| | 注意事项： | | |

（刘兰香  黄  波）

## 任务三

# 肛门、直肠检查

## 任务目标

1. **素质目标**  具有医者仁心的职业素养。
2. **知识目标**  掌握肛门、直肠检查的内容和注意事项。
3. **能力目标**  能够熟练进行肛门、直肠检查并对结果进行正确判读。

## 任务导入

刘某，男性，58岁，反复便血伴腹痛1个月就诊，拟行肛门、直肠检查。

要求：① 完成肛门、直肠检查；② 告知被检查者检查结果并解读。

## 相关理论知识

**1. 肛门视诊** 正常人肛门无闭锁或狭窄，无肛裂、痔疮、肛门外伤及感染，无肛门直肠瘘及直肠脱垂。

**2. 肛门、直肠触诊** 正常人肛门及括约肌的紧张度适中，肛周和直肠周壁黏膜光滑，无触痛、肿块及搏动感，触诊时手套或指套上无分泌物及血迹。

## 任务实施

肛门、直肠检查技术操作流程见表1-6-5。

表1-6-5 肛门、直肠检查技术操作流程

| 检查步骤 | | 操作内容 | 注意事项 |
|---|---|---|---|
| 检查前准备 | 器物准备 | 诊断床一张、病历夹一个、记录笔一支、无菌手套一双、润滑油一盒 | 1. 肛门、直肠检查以视诊、触诊为主 2. 触诊时注意动作轻柔、缓慢。触诊后若手套表面有黏液、脓液或血液，可行涂片镜检和细菌性检查，以协助诊断 |
| | 环境准备 | 光线充足，室温及手温适宜 | |
| | 检查者准备 | （1）仪表端庄、服装整洁，指甲修剪 （2）体检前告知被检查者检查目的 （3）检查前快速手消 （4）站于被检查者前方、后方或右侧 | |
| | 被检查者准备 | 排空膀胱，可取仰卧位、左侧卧位、膝胸位、蹲位、截石位，充分暴露肛门 | |
| 检查实施 | 肛门视诊 | 观察肛门有无闭锁或狭窄，有无肛裂、痔疮、肛门外伤及感染，有无肛门直肠瘘及直肠脱垂 | |
| | 肛门、直肠触诊 | （1）检查者戴手套或指套（注意无菌原则），并涂以润滑油。以右手示指轻轻按摩肛门边缘，并嘱被检查者深呼吸，使肛门括约肌松弛，然后轻柔地插入肛门、直肠内触诊 （2）需注意肛门及括约肌的紧张度、肛周和直肠周壁黏膜是否光滑，有无触痛、肿块及搏动感，手套或指套上有无分泌物及血迹等 | |
| 检查后整理 | | （1）体检结束后告知被检查者检查结果（是否正常） （2）感谢患者配合 （3）快速手消 | |

## 任务评价

肛门、直肠检查任务学习自我检测单见表1-6-6。

表 1-6-6　肛门、直肠检查任务学习自我检测单

| 姓名 | 专业 | 班级 | 学号 |
|---|---|---|---|
| 理论知识 | 检查前准备： | | |
| | 肛门、直肠检查结果判读： | | |
| 检查实施 | 操作内容： | | |
| | 注意事项： | | |

（刘兰香　朱秀华）

# 模块七 神经系统检查

任务一

## 生理反射检查

### 任务目标

1. **素质目标** 具有医者仁心的职业素养。
2. **知识目标** 掌握生理反射检查的内容和注意事项。
3. **能力目标** 能够熟练进行生理反射检查并对结果进行正确判读。

### 任务导入

李某，男性，57岁，左侧肢体乏力2d，拟行生理反射检查。

要求：① 完成生理反射检查；② 告知被检查者检查结果并解读。

### 相关理论知识

反射是最基本、最简单的神经系统活动，通过反射弧来完成，主要包括生理反射和病理反射。其中，生理反射又分为浅反射和深反射。反射弧中任何一个部位发生病变时，都可使相应部位的生理反射减弱或消失，且反射又受高级神经中枢的控制，若其发生病变，则可使相应部位的反射失去抑制而出现亢进。

1. **浅反射** 刺激不同部位的皮肤或黏膜引起的反射即为浅反射，其感受器位于皮肤、黏膜、角膜等表浅组织。临床上常见的浅反射有腹壁反射、提睾反射、角膜反射等。

（1）腹壁反射：上腹壁的反射中枢在胸髓7~8节；中腹壁的反射中枢在胸髓9~10节；下腹壁的反射中枢在胸髓11~12节。某水平的腹壁反射减弱或消失见于相应节段的周围神经和脊髓损伤。另外，肥胖者、老年人、腹壁松弛的经产妇及高度腹水等至明显腹胀时，也不易引出此反射。

（2）提睾反射：双侧反射消失为腰髓1~2节病损。一侧反射减弱或消失见于锥体束损害。局部病变如腹股沟疝、阴囊水肿等也可影响提睾反射。

（3）角膜反射：嘱患者睁眼向内侧注视，以捻成细束的棉絮从患者视野外接近并轻触外侧角膜，避免触及睫毛，正常反应为被刺激侧迅速闭眼和对侧也出现眼睑闭合反应。前者称为直接角膜反射，而后者称为间接角膜反射，直接和间接角膜反射均消失见于三叉神经病变。直接反射消失，间接反射存在见于患侧面神经瘫痪。

2. **深反射** 深反射又称腱反射，是指叩击骨膜或肌腱而引起相应骨骼肌收缩的牵张反射。

深反射按反射强度一般分为以下几级：

0：无反应，反射消失。

1+：反射迟钝或减弱，有肌肉收缩，但无相应的关节活动，记录为（+）。

2+：正常反射，有肌肉收缩，且能导致相应的关节活动，记录为（++）。

3+：反射增强，可为正常情况也可为病理情况，记录为（+++）。

4+：反射亢进并伴有阵挛，记录为（++++）。

（1）肱二头肌反射：正常反应为肱二头肌收缩，肘关节屈曲。反射弧的传入、传出神经为肌皮神经，中枢在颈髓 5~6 节段。

（2）膝反射：正常反应为股四头肌收缩，小腿伸展。反射弧的传入、传出神经为股神经，中枢在腰髓 2~4 节段。

（3）跟腱反射：正常反应为腓肠肌收缩，足向跖面屈曲。反射弧的传入、传出神经为胫神经，中枢在骶髓 1~2 节段。

## 任务实施

生理反射检查技术操作流程见表 1-7-1。

表 1-7-1　生理反射检查技术操作流程

| 检查步骤 | | 操作内容 | 注意事项 |
| --- | --- | --- | --- |
| 检查前准备 | 器物准备 | 诊断床一张、叩诊锤一具、钝头竹签一支、病历夹一个、记录笔一支 | 行深反射检查时，检查者的肌肉要放松，叩击的力量要均等，并注意两侧检查部位对比 |
| | 环境准备 | 光线充足，室温及手温适宜 | |
| | 检查者准备 | （1）仪表端庄，服装整洁，指甲修剪<br>（2）体检前告知被检查者检查目的<br>（3）检查前快速手消<br>（4）站于被检查者前方或右侧 | |
| | 被检查者准备 | 取坐位或卧位 | |
| 检查实施 | 腹壁反射检查（图 1-7-1）<br> | （1）嘱被检查者取仰卧位，双上肢自然伸直置于躯干两侧，双下肢屈曲，放松腹部，检查者站于被检查者右侧<br>（2）用钝头竹签分别沿被检查者左右两侧肋缘下、脐水平及腹股沟上方方向，由外向内轻划腹壁皮肤，分别为上、中、下腹壁反射检查（注意两侧对比检查） | |
| | 肱二头肌反射（图 1-7-2）<br> | （1）嘱被检查者取坐位，前臂屈曲 90°<br>（2）检查者左手拇指置于被检查者肘部肱二头肌腱上，右手持叩诊锤叩击左手拇指指甲，引出肱二头肌收缩、前臂屈曲的动作（注意双侧对比检查） | |

| 检查步骤 | 操作内容 | | 注意事项 |
|---|---|---|---|
| 检查实施 | 膝反射 | 坐位检查时，被检查者坐于床边，小腿完全松弛下垂不着地，膝关节自然屈曲呈90°（仰卧位检查时，检查者以左手托起其膝关节使之屈曲呈120°～130°），检查者站于被检查者右侧，右手持叩诊锤叩击膝盖髌骨下方股四头肌肌腱，可引出股四头肌收缩、小腿伸展（注意双侧对比检查） | |
| | 跟腱反射（图1-7-3） | （1）嘱被检查者取仰卧位，下肢外展，屈髋、屈膝，检查者站于被检查者右侧<br>（2）左手推压被检查者足部，使其踝关节背屈成直角，右手持叩诊锤叩击跟腱，引起被检查者腓肠肌收缩，足向跖面屈曲的动作（注意双侧对比检查） | |
| 检查后整理 | （1）体检结束后告知被检查者检查结果（是否正常）<br>（2）协助被检查者整理衣物，感谢其配合<br>（3）快速手消 | | |

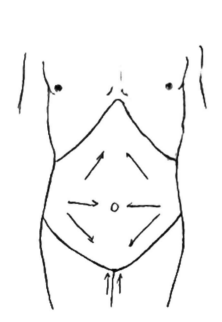

图 1-7-1　腹壁反射和提睾反射检查示意图

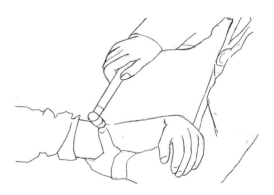

图 1-7-2　肱二头肌反射检查

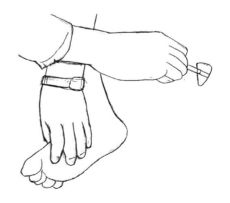

图 1-7-3　跟腱反射检查

## 任务评价

生理反射检查任务学习自我检测单见表 1-7-2。

表 1-7-2    生理反射检查任务学习自我检测单

| 姓名 | | 专业 | 班级 | 学号 |
|---|---|---|---|---|
| 理论知识 | 检查前准备： | | | |
| | 生理反射检查结果判读： | | | |
| 检查实施 | 操作内容： | | | |
| | 注意事项： | | | |

（刘兰香　蒋梦莎）

## 任务二
# 病理反射检查

## 任务目标

1. **素质目标**　具有医者仁心的职业素养。
2. **知识目标**　掌握病理反射检查的内容和注意事项。
3. **能力目标**　能够熟练进行病理反射检查并对结果进行正确判读。

## 任务导入

桂某，男性，71 岁，右侧肢体偏瘫 1h 就诊，拟行病理反射检查。

要求：① 完成病理反射检查；② 告知被检查者检查结果并解读。

## 相关理论知识

病理反射是锥体束受损时，高级中枢对脑干和脊髓的抑制功能减弱或消失而出现的异常反射。

常用的病理反射有巴宾斯基征（Babinski sign）、奥本海姆征（Oppenheim sign）、戈登征（Gordon sign）。这 3 种病理征在检查过程中的阴性表现为足趾向跖面屈曲；若表现为姆趾背伸，有时伴其余四趾呈扇形展开则为阳性。此外，这 3 种体征的临床意义相同，均提示锥体束受损。其中，以巴宾斯基征价值最大，为最典型的病理反射。

霍夫曼征（Hoffmann sign）的检查过程中如出现拇指和其他手指有屈曲动作，则为阳性表现。此征多见于颈髓病变，通常被认为是一种病理反射，但也有人认为是深反射亢进的表现。

## 任务实施

病理反射检查技术操作流程见表 1-7-3。

表 1-7-3　病理反射检查技术操作流程

| 检查步骤 | | 操作内容 | 注意事项 |
|---|---|---|---|
| 检查前准备 | 器物准备 | 诊断桌椅一套、钝头棉签一支、病历夹一个、记录笔一支 | 1 岁半以内的婴幼儿由于锥体束尚未发育完善，也可出现此种反射，不属于病理性反射 |
| | 环境准备 | 光线充足，室温及手温适宜 | |
| | 检查者准备 | （1）仪表端庄，服装整洁，指甲修剪<br>（2）体检前告知被检查者检查目的<br>（3）检查前快速手消<br>（4）站于被检查者前方或右侧 | |
| | 被检查者准备 | 取仰卧位，双上肢自然伸直并置于躯干两侧，双下肢自然伸直；霍夫曼征检查时可取坐位 | |
| 检查实施 | 巴宾斯基征（图 1-7-4） | 左手扶持被检查者踝关节，右手用钝针或棉签等钝性器具沿其足底外侧缘由后向前划至小趾掌关节处转向内侧。以同样方法检查对侧部位 | |
| | 奥本海姆征（图 1-7-5） | 用拇指、示指沿被检查者胫骨前缘自上向下加压推动 | |
| | 戈登征（图 1-7-6） | 双手以一定力度捏压被检查者腓肠肌 | |

续表

| 检查步骤 | 操作内容 | | 注意事项 |
|---|---|---|---|
| 检查实施 | 霍夫曼征<br>（图 1-7-7） | 左手托住被检查者腕关节上方，使其腕关节稍处于过伸位，右手示指和中指夹住被检查者中指并稍向上提，然后用拇指指甲向下急速弹刮被检查者的中指指甲 | |
| 检查后整理 | （1）体检结束后告知被检查者检查结果（是否正常）<br>（2）协助被检查者整理衣物，感谢其配合<br>（3）快速手消 | | |

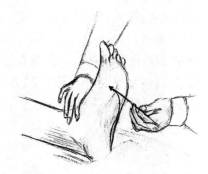

图 1-7-4　巴宾斯基征检查示意图

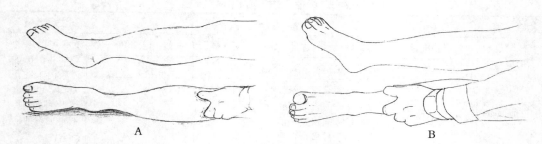

A　　　　　　　　　　　　　　　　　　B

图 1-7-5　奥本海姆征检查示意图

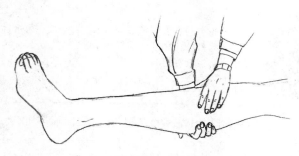

图 1-7-6　戈登征检查示意图

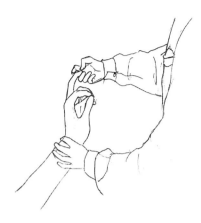

图 1-7-7　霍夫曼征检查示意图

## 任务评价

病理反射检查任务学习自我检测单见表 1-7-4。

表 1-7-4　病理反射检查任务学习自我检测单

| 姓名 | | 专业 | 班级 | | 学号 | |
|---|---|---|---|---|---|---|
| 理论知识 | 检查前准备： | | | | | |
| | 病理反射检查结果判读： | | | | | |
| 检查实施 | 操作内容： | | | | | |
| | 注意事项： | | | | | |

（朱秀华　黄　波）

## 任务三
# 脑膜刺激征检查

## 任务目标

1. **素质目标** 具有医者仁心的职业素养。
2. **知识目标** 掌握脑膜刺激征检查的内容和注意事项。
3. **能力目标** 能够熟练进行脑膜刺激征检查并对结果进行正确判读。

## 任务导入

武某，男性，28岁，剧烈头痛1h，拟行脑膜刺激征检查。

要求：① 完成脑膜刺激征检查；② 告知被检查者检查结果并解读。

## 相关理论知识

脑膜刺激征为脑膜受激惹的体征，可见于脑膜炎、颅内压增高、蛛网膜下腔出血等情况，表现为颈强直、克尼格征（Kernig sign）、布鲁津斯基征（Brudzinski sign）。

1. **颈强直** 患者仰卧时，检查者用手托住患者头部使其被动前屈，如有抵抗感或阻力，则提示颈强直。

2. **克尼格征** 患者仰卧，屈髋、屈膝成直角，然后被动伸展膝关节，正常时不受限制，伸展时出现下肢疼痛、抵抗且膝关节伸展小于135°时为克尼格征阳性，有时还可引起对侧下肢屈曲。

3. **布鲁津斯基征** 患者仰卧，检查者用右手轻按被检查者胸部，左手托起其枕部并作屈颈动作，若患者的膝关节和髋关节同时屈曲为布鲁津斯基征阳性。

## 任务实施

脑膜刺激征检查技术操作流程见表1-7-5。

表1-7-5 脑膜刺激征检查技术操作流程

| 检查步骤 | | 操作内容 | 注意事项 |
|---|---|---|---|
| 检查前准备 | 器物准备 | 诊断床一张、病历夹一个、记录笔一支 | 检查颈强直时，应排除颈部肌肉或颈椎病变 |
| | 环境准备 | 光线充足，室温及手温适宜 | |
| | 检查者准备 | （1）仪表端庄，服装整洁，指甲修剪<br>（2）体检前告知被检查者检查目的<br>（3）检查前快速手消<br>（4）站于被检查者右侧 | |
| | 被检查者准备 | 取仰卧位，双上肢自然伸直并置于躯干两侧，双下肢自然伸直 | |

续表

| 检查步骤 | | 操作内容 | 注意事项 |
|---|---|---|---|
| 检查实施 | 颈强直 | （1）左手置于被检查者枕部，托扶并左右转动其头部，观察或感觉被动运动时的阻力并询问被检查者有无疼痛，以了解其是否有颈部肌肉或椎体病变<br>（2）右手置于被检查者胸前，左手托扶枕部并做屈颈动作，体会被检查者颈部有无抵抗感及其程度 | |
| | 克尼格征<br>（图1-7-8） | 右手置于被检查者一侧膝关节上，左手托持其同侧足跟部，屈曲髋、膝关节使之均呈直角，然后逐渐抬高小腿，正常人膝关节可伸至135°以上。以同样方法检查对侧 | |
| | 布鲁津斯基征<br>（图1-7-9） | 左手轻按被检查者胸部，右手托起其枕部并作屈颈动作，观察其髋膝关节有无屈曲动作 | |
| 检查后整理 | | （1）体检结束后告知被检查者检查结果（是否正常）<br>（2）协助被检查者整理衣物，感谢其配合<br>（3）快速手消 | |

脑膜刺激征

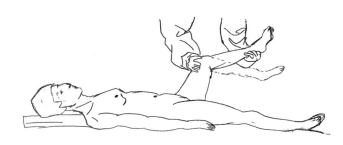

图 1-7-8　克尼格征检查示意图

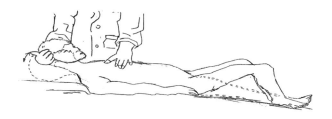

图 1-7-9　布鲁津斯基征检查示意图

## 任务评价

脑膜刺激征检查任务学习自我检测单见表1-7-6。

表1-7-6 脑膜刺激征检查任务学习自我检测单

| 姓名 | | 专业 | | 班级 | | 学号 | |
|---|---|---|---|---|---|---|---|
| 理论知识 | 检查前准备： | | | | | | |
| | 脑膜刺激征检查结果判读： | | | | | | |
| 检查实施 | 操作内容： | | | | | | |
| | 注意事项： | | | | | | |

（朱秀华 李 松）

项目一 体格检查课件

# 项目二
# 基本操作

任务一

# 心肺复苏术

## 任务目标

1. **素质目标**　具有救死扶伤的医者精神。
2. **知识目标**　掌握心肺复苏术的注意要点及判断方法。
3. **能力目标**　能够快速识别心搏骤停并能按操作程序完成心肺复苏术。

## 任务导入

患者，男性，70岁，晨起在公园锻炼时突感心前区剧烈疼痛，大汗，精神极度紧张，随即倒地，呼之不应，脉搏呼吸消失。请立即拨打"120"并展开救援。

要求：请你按照心肺复苏术的操作流程迅速判断病情，立即启动急救系统并展开急救。

## 相关理论知识

### （一）心搏骤停

心搏骤停（sudden cardiac arrest）是指由各种原因引起的、在未能预计的情况和时间内发生的心脏突然停止搏动，从而导致有效心脏泵血功能和有效循环突然中断，引起全身组织细胞严重缺血、缺氧和代谢障碍的状态，如不及时抢救可立刻失去生命。心搏骤停不同于任何慢性病终末期的心脏停搏，若及时采取正确有效的复苏措施，可能挽回患者的生命。

心搏骤停一旦发生，如未得到及时的抢救复苏，4～6min后患者的脑部和其他重要器官组织将受到不可逆的损害，因此心搏骤停后的心肺复苏（cardiopulmonary resuscitation，CPR）必须在现场立即进行，为进一步抢救患者直至挽回其生命赢得最宝贵的时间。

### （二）心肺复苏术

心肺复苏是针对心跳、呼吸停止患者所采取的抢救措施，即应用胸外按压形成暂时的人工循环并恢复心脏的自主搏动和血液循环，用人工呼吸代替自主呼吸，达到恢复自主呼吸和心跳，挽救生命的目的。

### （三）生存链

成人生存链（adult chain of survival）是指对突然发生心搏骤停的成人患者所采取的一系列规律有序、规范有效的救护措施，将这些抢救序列以环链形式连接起来，就构成了一个挽救生命的"生命链"。2020年美国心脏学会（American Heart Association，AHA）和国际复苏联盟（International Liaison Committee on Resuscitation，ILCOR）发布了最新心肺复苏和心血管急救指南，由 2005 年的四早生存链改为六个链环来表达实施紧急生命支持的重要性。

### （四）发病原因

根据发病原因，心搏骤停可分为心源性心搏骤停和非心源性心搏骤停。心源性心搏骤停主要表现为心室颤动、心室静止、心电 - 机械分离，这 3 种表现的心电图类型及心脏活动情况虽各有特点，但心脏丧失有效泵血功能导致循环骤停是其共同的结果。

### （五）临床表现

绝大多数心搏骤停患者无先兆症状，常突然发病。少数患者在发病前数分钟至数十分钟有头晕、乏力、心悸、胸闷等非特异性症状。心搏骤停的主要临床表现为意识突然丧失、心音及大动脉搏动消失。一般在心脏停搏 3 ~ 5s 时，有头晕和黑矇的症状；停搏 5 ~ 10s 时，由于脑部缺氧多引起晕厥，即意识丧失；停搏 10 ~ 15s 时可发生阿 - 斯综合征，伴有全身性抽搐及大小便失禁等；停搏 20 ~ 30s，呼吸断续或停止，同时伴有面色苍白或发绀；停搏 60s 将出现瞳孔散大；如停搏超过 4 ~ 5min，往往因中枢神经系统缺氧过久而造成严重的不可逆损害。辅助检查以心电图最为重要，心搏骤停 4min 内部分患者可表现为心室颤动，4min 后则多表现为心室静止。

心搏骤停的临床表现：① 突然倒地，意识丧失，面色迅速变为苍白或青紫；② 大动脉搏动消失，触摸不到颈、股动脉；③ 呼吸停止或叹息样呼吸，继而停止；④ 双侧瞳孔散大；⑤ 可伴有因脑缺氧引起的抽搐和大小便失禁，随即全身松软；⑥ 心电图可表现为心室颤动、无脉性室性心动过速、心室静止、无脉心电活动。

心搏骤停常表现为典型的"三联征"：突发意识丧失、呼吸停止和大动脉搏动消失。在现场识别和急救时，应分秒必争并充分认识到时间的宝贵性，注意不应要求所有的临床表现都具备齐全才肯定诊断，不要因等待听心音、测血压和心电图检查而延误识别和抢救时机。

### （六）基础生命支持

基础生命支持（basic life support，BLS）又称初步急救或现场急救，目的是在心搏骤停后，立即以徒手方法争分夺秒地进行复苏抢救，以使心搏骤停者的心、脑及全身重要器官获得最低限度的紧急供氧（通常按正规训练的手法可提供正常血供的 25% ~ 30%）。

BLS 的基本措施包括突发心搏骤停的识别、紧急反应系统的启动、早期 CPR、迅速使用自动体外除颤仪（automated external defibrillator，AED）除颤。

1. **判断**　判断周围环境和患者意识。急救者在确认现场安全的情况下迅速判断患者意识，其方法为：一拍，轻拍患者的双侧肩膀（图 2-0-1）；二喊，凑近患者耳边大声呼唤"喂！你怎么了？"；三观察，观察患者有无语音或动作反应。

2. **呼救**　高声呼救"来人呐！请帮忙拨打 120，并获取 AED"（图 2-0-2）。

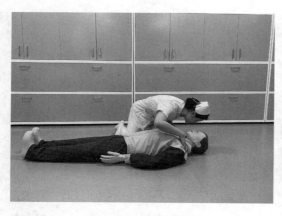
图 2-0-1　判断意识

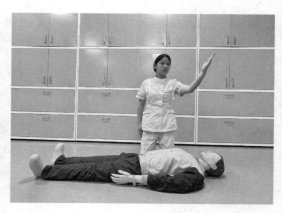
图 2-0-2　呼救

（1）如发现患者无反应、无呼吸，急救者应启动紧急救援系统（emergency medical service，EMS）（拨打 120），取来 AED（如果有条件），对患者实施 CPR，必要时立即进行除颤。

（2）如有多名急救者在现场，由其中一名急救者按步骤进行 CPR，其他急救者启动 EMS 系统（拨打 120），取来 AED（如果有条件）。

（3）在救助淹溺或窒息性心搏骤停患者时，急救者应先进行 5 个周期（2min）的 CPR，然后拨打 120 启动 EMS 系统。

**3．摆放体位**　急救者在呼救的同时应迅速将患者摆放在硬板床或地面上，呈仰卧位（图 2-0-3）。

**4．检查循环和呼吸**　急救者以一手示指和中指触摸患者颈动脉，感知有无搏动，搏动触点在甲状软骨旁胸锁乳突肌沟内（图 2-0-4）。检查脉搏的时间一般为 5～10s，如 10s 内仍不能确定有无脉搏，应立即实施胸外按压。

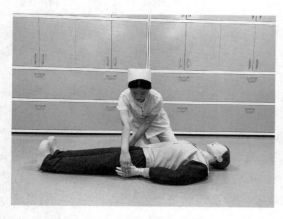
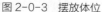
图 2-0-3　摆放体位

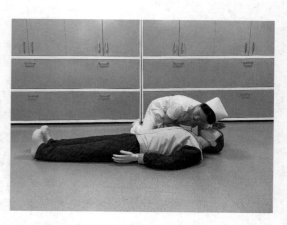
图 2-0-4　检查脉搏和呼吸

5.**胸外按压**（compression，C）　确保患者仰卧于平地上或用胸外按压板垫于其肩背下，急救者可采用跪式或踏脚凳等不同体位，将一只手的掌根放在患者胸骨中下 1/3 交界处（图 2-0-5），双手掌根重叠，手指不接触患者胸壁（图 2-0-6）。按压时急救者双肘须伸直，垂直向下用力按压（图 2-0-7），按压频率为成人 100~120 次 /min，下压深度 5~6cm，每次按压之后应让胸廓完全回复原状。按压次数与放松时间比为 1：1，按压次数与通气次数比率为 30：2。放松时急救者的掌根部不能离开患者胸壁，以免按压点移位。

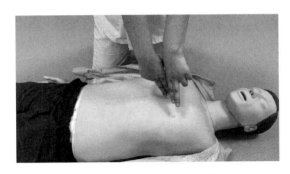

图 2-0-5　胸外心脏按压部位

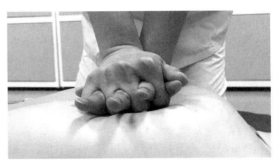

图 2-0-6　胸外心脏按压的手法

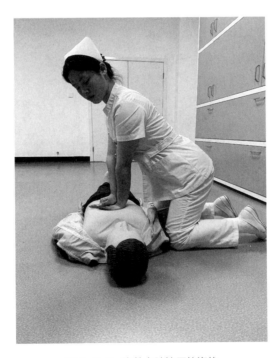

图 2-0-7　胸外心脏按压的姿势

**6. 开放气道**（airway，A）

（1）清理气道：清除患者口中异物或呕吐物，有义齿者应取出义齿（图 2-0-8）。

（2）开放气道：有两种方法可以用于开放气道以提供人工呼吸——仰头抬颏法（图 2-0-9）和托举下颌法（图 2-0-10）。其中，托举下颌法仅在怀疑患者头部或颈部损伤时使用，因为此法可以减少颈部和脊椎的移动。急救者遵循以下步骤实施仰头抬颏法开放患者气道：① 一手置于患者前额，然后用手掌推动，使其头部后仰；② 另一手的手指置于患者颏骨附近的下颌下方；③ 提起下颌，使颏骨上抬。

**7. 人工呼吸**（breathing，B） 急救者在给予患者人工呼吸前，正常吸气即可，无需深吸气。所有类型的人工呼吸（无论是口对口、口对面罩、球囊对面罩或球囊对高级气道）均应持续吹气 1s 以上，应见胸廓起伏，潮气量 500～600ml，保证有足够量的气体进入患者气道并使其胸廓起伏，避免过度通气（多次吹气或吹入气量过大）。

方法为：将患者仰卧置于稳定的硬板上，托住颈部并使其头部后仰，急救者用手指清洁其口腔，以解除气道异物。然后，以一手拇指和示指捏紧患者鼻翼，用嘴对准患者嘴巴吹气 1s 以上，使其胸廓扩张；吹气完毕，松开患者鼻翼，让其胸廓及肺依靠弹性自主回缩呼气，同时均匀吸气，重复循环以上步骤，胸外按压次数与人工呼吸次数比为 30：2。

（1）口对口人工呼吸（图 2-0-11）：施救者口唇对准患者口唇，将吸入的气体吹入患者气道内，以帮助其呼吸，满足患者体内对氧的需求。它是现场急救中最简便、最有效的人工呼吸方法。

（2）口对鼻人工呼吸：对于不能经口

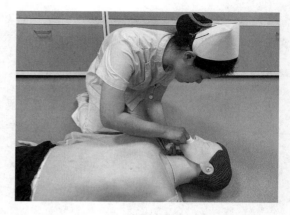

图 2-0-8　清理气道

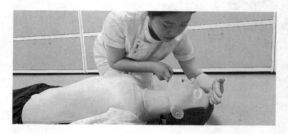

图 2-0-9　仰头抬颏法

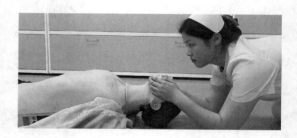

图 2-0-10　托举下颌法

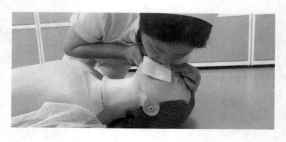

图 2-0-11　口对口人工呼吸

对口人工呼吸的患者，如牙关紧闭不能张口或口腔有严重损伤者，应采用口对鼻人工呼吸。施救者深吸一口气，然后用嘴对准患者的鼻孔，用力吹气。

（3）口对口鼻人工呼吸：适用于牙关紧闭、不能张口、口腔有严重损伤者以及婴儿。施救者用嘴包紧患者口鼻进行人工呼吸。因婴儿的口鼻距离较近，常采用口对口鼻人工呼吸法。

8．**AED 除颤**　室颤是成人心搏骤停最初发生的较为常见且较易治疗的心律失常。对于室颤患者，如果能在意识丧失的 3～5min 内立即实施 CPR 及除颤，存活率是最高的。无论是院外心搏骤停患者还是正在使用心电监护仪的住院患者，迅速除颤是治疗室颤的最有效方法。

9．**判断复苏效果**　胸外按压与人工呼吸连续循环 5 个轮回为一个周期，然后判断患者的呼吸、颈动脉搏动等各项指标的恢复情况。心肺复苏有效的指征：① 触摸到大动脉搏动，收缩压＞60mmHg；② 面色、口唇、甲床色泽转为红润；③ 呼吸改善或出现自主呼吸；④ 扩大瞳孔出现缩小，对光反射恢复，有眼球活动或睫毛反射；⑤ 昏迷变浅，出现无意识的挣扎动作；⑥ 心电图波形改变。

10．**徒手心肺复苏流程**（图 2-0-12）

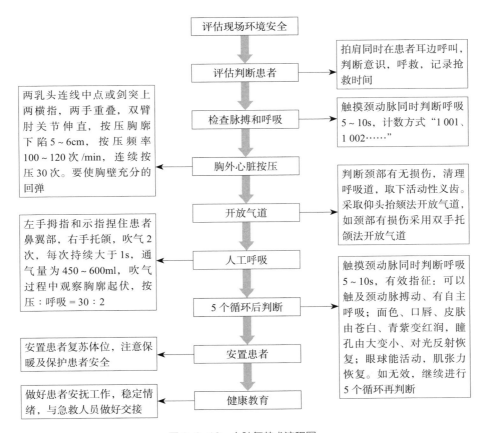

图 2-0-12　心肺复苏术流程图

## 任务实施

心肺复苏术操作流程见表 2-0-1。

表 2-0-1 心肺复苏术操作流程

| 操作步骤 | 操作内容 | 注意事项 |
|---|---|---|
| 确认现场环境安全 | 确保现场对施救者和患者均是安全的 | |
| 判断与呼救 | （1）检查患者有无反应<br>（2）启动应急系统 | 轻拍重呼，分别于患者两侧耳边呼叫患者，查看患者反应 |
| 安置体位 | （1）确保患者仰卧在坚固的平坦表面上<br>（2）去枕，使患者的头、颈、躯干在同一轴线上<br>（3）将患者双手放于身体两侧，身体无扭曲 | 如怀疑患者颈椎或脊柱损伤要采用轴线翻身 |
| 心脏按压 | （1）采用跪式或踏脚凳等不同体位处于患者一侧，解开患者衣领、腰带，暴露患者胸腹部<br>（2）按压部位：两乳头连线中点或胸骨中下 1/3 交界处<br>（3）按压手法：手掌根部重叠，手指翘起，两臂伸直，使双肩位于双手的正上方，垂直向下用力快速按压<br>（4）按压深度：5~6cm<br>（5）按压速率：100~120 次 /min<br>（6）胸廓回弹：每次按压后使胸廓充分回弹（按压时间：放松时间为 1:1）<br>（7）尽量不要中断按压：中断时间控制在 10s 内 | （1）按压时避免冲击用力，以免导致患者肋骨折断<br>（2）如已经获得 AED，应迅速安装连接进行除颤，除颤后再次行5 个循环的 CPR |
| 开放气道 | （1）如有明确呼吸道分泌物，应清理患者气道，取下活动义齿<br>（2）采用仰头抬颏法（怀疑患者头部或者颈部损伤时使用托举下颌法），充分开放气道 | 清理气道时注意手指应有保护措施 |
| 人工呼吸 | （1）立即给予患者人工呼吸 2 次<br>（2）送气时捏住患者鼻翼，呼气时松开，送气时间大于 1s，应见到明显的胸廓隆起，避免过度通气<br>（3）吹气的同时观察胸廓回复情况<br>（4）按压次数与人工呼吸次数之比为 30:2，连续进行 5 个循环 | |
| 判断复苏效果 | （1）操作 5 个循环后，判断并报告复苏效果<br>（2）心肺复苏有效的指征<br>1）颈动脉恢复搏动<br>2）恢复自主呼吸<br>3）散大瞳孔缩小，对光反射存在（非专业人员可以不判断）<br>4）昏迷变浅，出现反射、挣扎或躁动<br>（3）如仍然没有呼吸、脉搏，应再次进行 5 个循环的 CPR 后判断，直至专业人员到现场 | |
| 操作后处理 | 整理用物，分类放置 | |

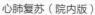

心肺复苏（院内版）

心肺复苏（院外版）

## 任务评价

心肺复苏术任务学习自我检测单见表 2-0-2。

表 2-0-2　心肺复苏术任务学习自我检测单

| 姓名 | | 专业 | | 班级 | | 学号 | |
|---|---|---|---|---|---|---|---|
| 理论知识 | 高质量按压的要点： | | | | | | |
| | 心肺复苏术结果判断： | | | | | | |
| 操作实施 | 操作内容： | | | | | | |

（徐凤英　李　松）

---

## 任务二
# 除颤术

## 任务目标

1．**素质目标**　具有救死扶伤的医者精神。
2．**知识目标**　掌握除颤的适应证、除颤术的基础知识和注意事项。
3．**能力目标**　能够对心搏呼吸骤停患者开展 AED 除颤操作。

## 任务导入

　　上午 7：40 左右，村中心广场一名 50 岁左右的男子突发晕倒，周围人已拨打"120"急救电话，并叫来了村医。据周围人描述，该男子是在剧烈运动后突然晕厥。周围村民说："他身体本来就不大好，之前还做过心脏搭桥手术"。该男子目前无意识、无呼吸、无大动脉搏动。

　　要求：请开展除颤操作，为患者赢得高级生命支持的机会。

## 相关理论知识

### （一）基本概念

　　电除颤（非同步电复律）是通过能产生电流的仪器或设备与体外或者体内组织接触，使电流通过心肌细胞除极的主要方法，能够使心脏的全部或大部细胞在瞬间除极，之后由自律性较高的起搏点（窦房结）发出冲动重新主导心脏节律，从而恢复正常的心脏节律。

### （二）适应证

　　电除颤的适应证主要包括室颤与无脉性室速。心室扑动（简称"室扑"）通常为室颤的前奏，也被视为电除颤的适应证。

### （三）除颤仪的原理与分类

　　1. **除颤仪的原理**　涉及充电与放电两个过程。除颤仪首先通过充电电路将既定能量储存于电容，并形成数千伏的高电压（充电过程）；在接到放电指令后，电容所储存的能量即通过与人体形成的放电电路，以电脉冲的形式释放，心脏接受 1 次电击（放电过程）。

　　2. **自动体外除颤器**　AED 是一种小型化的、自动化程度极高的除颤仪，可以由接受过培训的人员使用。国家卫生健康委员会发布的《乡镇卫生院服务能力标准（2022 版）》对基层医疗单位配备 AED 设备的相关要求进行了规定。

### （四）AED 的使用

　　1. **打开电源**　取得 AED 后，将其放置于患者身边。打开 AED 的盖子，将电极板插头插入 AED 主机插孔并开启电源。需要注意的是在开启 AED 的同时，要持续行心肺复苏术。

　　2. **安放电极片**　解开患者胸部衣物，为患者安放电极片。注意：安放电极片前应清洁患者皮肤，如患者为溺水者，应擦干胸部，再贴电极片；患者胸前毛发较多时，需使用除颤器中携带的剃刀剃除毛发；女性患者应脱去内衣，再使用除颤器。

　　3. **除颤**　按照语音提示操作 AED，等待 AED 分析心律。在 AED 分析心律时，应避免有人接触患者，导致分析结果不准确。分析完毕后，AED 将会发出是否进行除颤的建议，当有除颤指征时，提醒并确认所有人均未与患者接触后，按下"放电"键，除颤。

　　4. **衔接心肺复苏**　第一次电击除颤后，立即继续实施心肺复苏。2min 后 AED 将再次自动分析心律，确定是否需要继续除颤。

　　如此反复操作，直至患者恢复心跳、脉搏和自主呼吸，或者反复至专业急救人员到达。

### （五）注意事项

1．贴放电极片前，应先清除患者过多的胸毛，确保电极片与皮肤贴合紧密。

2．迅速擦干患者胸部过多的水分或汗液，然后再贴放电极片。

3．不能在水中或金属等导电物体表面使用 AED。如果患者躺在水中，要先将患者抬出，并擦干胸部再使用 AED。

4．避免将电极片贴在患者植入式除颤器、起搏器和药物贴片上。

**任务实施**

除颤术操作流程见表 2-0-3。

除颤术

表 2-0-3　除颤术操作流程

| 操作步骤 | 操作内容 | 注意事项 |
|---|---|---|
| 评估环境 | 评估急救现场环境，确保施救过程安全 | 确保施救者和被施救者不会因环境因素受到二次伤害 |
| 判断指征 | （1）意识：呼之不应，意识丧失<br>（2）呼吸：呼吸停止或无效呼吸<br>（3）心搏：大动脉搏动消失、心音消失，心搏停止 | |
| 检查仪器 | 取得 AED，检查仪器完好度 | |
| AED 除颤 | 打开盖子，将电极板插头插入 AED 主机插孔并开启电源 | |
| | 将电极片贴在患者身上，停止按压，AED 开始自动分析心律 | （1）需在电极片有效期内使用<br>（2）贴电极片前须确保患者胸部干燥且无遮挡<br>（3）8 岁以下儿童患者，请切换到儿童模式<br>（4）如患者体内安装有心脏起搏器，电极片需避开相应位置 |
| | 如果需要电击除颤，电击按钮会闪烁，此时按下放电按钮，对患者进行电击。如不需要，应根据提示再次进行 2min 的 CPR，再由 AED 分析心律 | （1）除颤时如果触碰患者，电流不能完全电击到患者身上。因此，在除颤过程中，应与患者保持距离，并避免无关人员靠近<br>（2）不同品牌 AED 在操作上稍有差异，使用时需加注意 |
| 操作后处理 | （1）除颤未成功：应继续进行 5 个周期的胸外心脏按压，然后再根据语音提示进行 AED 操作，如此反复直至救护车到来<br>（2）除颤成功：患者心脏恢复跳动，则可将患者摆放至稳定侧卧位，严密观察患者，等待上级医院救护车到来，或者适时转运到上级医院 | 需掌握心肺复苏的完整流程 |

## 任务评价

除颤术任务学习自我检测单见表 2-0-4。

表 2-0-4　除颤术任务学习自我检测单

| 姓名 | | 专业 | | 班级 | | 学号 | |
|---|---|---|---|---|---|---|---|
| 理论知识 | 除颤术适应证： | | | | | | |
| | AED 使用要点： | | | | | | |
| 检查实施 | 操作步骤： | | | | | | |
| | 注意事项： | | | | | | |

（赵　敏）

## 任务三

# 开放性伤口的止血包扎

## 任务目标

1. **素质目标**　具有救死扶伤的医者精神。
2. **知识目标**　掌握开放性伤口的类型和出血类型。
3. **能力目标**　能够对开放性伤口进行止血和包扎。

## 任务导入

乡村公路发生一起车祸，一名三轮车司机受伤，患者男性，右前臂掌面中段有一长约3cm 的不规则伤口，创口处有暗红色血液涌出，右前臂局部畸形，反常活动。

要求：请用橡皮止血带、三角巾等为患者行止血处理，进行伤口包扎，并用三角巾固定伤肢。

## 相关理论知识

### （一）基本概念

开放性伤口：体表组织完整性破坏，有伤口及出血现象，有出血性休克风险，伤口感染风险也较大。

### （二）开放性伤口及出血类型

#### 1．常见开放性伤口的类型

（1）擦伤：浅表损伤。表皮有出血点和渗血，可累及皮肤全层及皮下组织。

（2）割伤：利器损伤。伤口边缘相对整齐，可伤及皮下软组织甚至血管。

（3）裂伤：钝器损伤。皮肤及软组织撕裂，组织损伤较重，伤口容易感染。

（4）刺伤：尖锐器具损伤。伤口特点为细小深、易感染，还可能伤及内脏。

#### 2．出血类型

（1）内出血：体表见不到。血液由破裂的血管流入组织、脏器或体腔内。

（2）外出血：体表可以见到。血管破裂后，血液经皮肤损伤处流出体外。外出血包括毛细血管出血、静脉出血、动脉出血。毛细血管出血时，血液从伤口外渗出呈水珠状；静脉出血时血液呈暗红色，表现为涌出或者渗出；动脉出血时血液呈鲜红色，表现为喷射状。

### （三）伤口止血方法

#### 1．直接压迫止血

选用合适的敷料直接盖在伤口上。紧急情况下，如没有现成的敷料，可使用任何干净、吸水透气、无绒毛的材料作为临时敷料，如折叠手帕的里层、刚洗净的毛巾、折叠的纸巾等。

操作要点：

（1）敷料及急救者的手要绝对或相对干净，尤其是接触伤口的一面。

（2）敷料要足够大，应超出伤口 2.5cm。

（3）敷料要尽量厚，盖住伤口后，通常要用绷带等包扎固定。

#### 2．加压包扎止血

出血伤口覆盖无菌敷料后，用纱布、棉花、毛巾、衣服等折叠成相应大小的衬垫置于无菌敷料上，然后再用绷带、三角巾等紧紧包扎，以停止出血为度。同时，将受伤部位抬高也有利于止血。

操作要点：

（1）检查伤口：掀开衣服时动作要轻。

（2）盖敷料：敷料面积应超出伤口 2～3cm。

（3）压迫伤口：按压力度应均匀、持续 2～5min。

（4）抬高肢体：高于伤者心脏位置。

（5）加压包扎：渗血多时应加盖敷料。

（6）检查血运情况：观察手指、足趾和脉搏。

3．**指压止血**　出血量较大的动脉出血时，用拇指压住出血血管上方（近心端），使血管被压闭，从而中断血流达到止血目的。

常见指压止血部位：

（1）颞浅动脉。

（2）面动脉。

（3）枕动脉。

（4）颈总动脉。

（5）锁骨下动脉。

（6）肱动脉。

（7）尺桡动脉。

（8）指（趾）动脉。

（9）股动脉。

（10）腘动脉。

4．**加垫屈肢止血**　上肢或下肢发生非骨折的外伤活动性出血时（主要是动脉出血），在肘部或者腘窝内放一个垫子，屈曲包扎上肢或下肢以压迫血管，从而止血，该方法适合于远端的动脉出血（图 2-0-13）。

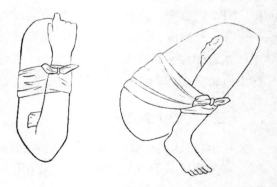

图 2-0-13　加垫屈肢止血

操作要点：

（1）肘窝或腘窝处放纱布垫、棉花团、毛巾或衣服等。

（2）屈曲关节，用三角巾或绷带将屈曲的肢体紧紧缠绑起来，使肢体远端的出血停止。

（3）注意肢体远端的血液循环，每隔 1h 左右慢慢松开一次（放松时采用指压止血法止血），观察 3～5min 防止肢体坏死。

5．**止血带止血**　四肢大出血急救时简单、有效的止血方法，通过压迫血管阻断血液运行达到止血目的（图 2-0-14）。止血带以橡皮条或橡皮管为好，不宜用布带、电线等无弹性的带子。注意：止血带使用不当或使用时间过长可造成远端肢体缺血、坏死。

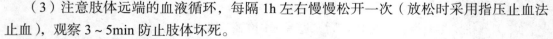

操作要点：

（1）快：动作要快。

（2）准：找准出血点。

（3）垫：皮肤与止血带之间加衬垫，以免损伤皮肤。

（4）上：在伤口的上方（近心端）扎止血带，尽量靠近伤口，以减少缺血范围，最大限度地保留肢体。

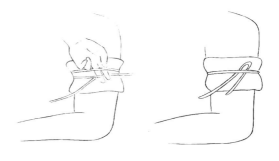

图 2-0-14　止血带止血

（5）适：松紧要适度，以出血停止、远端触摸不到动脉搏动为适宜。包扎过松达不到止血目的，甚至会加重出血。如果只压住静脉，动脉继续供血，而静脉回流受阻，反而加重出血。

（6）记：要有明显标记，并记录包扎止血带的时间、部位。

（7）度：每小时放松 1 次，每次 2～3min，总时间不超过 4h。

（8）位：上肢止血带应扎在上臂上 1/3 处；下肢止血带应在大腿中、下 1/3 交界处。

（9）忌：禁用没有弹性且过细的电线、铁丝、麻绳、塑料丝等作为止血带。

**6. 填塞止血**　适用于伤口较深、较大，出血量多，组织损伤严重的伤口。

操作要点：用消毒纱布、干净的毛巾或衬衣等塞紧出血部位，以达到止血的目的。

### （四）伤口包扎方法

**1. 包扎的目的**　压迫止血，保护伤口，固定敷料和夹板。

**2. 常用的包扎材料**　绷带、三角巾、四头带、多头带（腹带、胸带）、丁字带及其他临时代用品，如衣裤、毛巾、床单等。

**3. 包扎动作要领**

（1）快：动作要快。

（2）准：部位、方法要准确。

（3）轻：动作要轻，不要碰撞伤口。

（4）牢：固定要牢靠。

（5）美：效果要美观。

（6）适：松紧要适度。

**4. 包扎方法**　以绷带作为包扎材料为例进行介绍。

（1）环行包扎法：是各种绷带包扎法中最基本的方法，用于绷带包扎的起始和结束，也可用于手腕部、肢体粗细相等部位的包扎（图 2-0-15）。其中，身体粗细均匀部位包括手腕、脚踝、前额、手指及颈部；还可以用在其他绷带包扎法起始和结束时缠绕 2 圈，以达到固定绷带的作用。

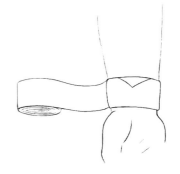

图 2-0-15　环形包扎法

操作步骤：

1）伤口用无菌或干净的敷料覆盖，固定敷料。

2）将绷带打开，第一圈环绕稍作斜状，大致倾斜45°。然后将第一圈斜出一角压入环形圈内环绕第二圈。

3）加压缠绕肢体受伤部位4～5圈，缠绕时每圈盖住前一圈进行包扎，绷带缠绕范围要超出敷料边缘。

4）包扎完成后将多余的绷带剪掉，用胶布粘贴固定，也可将绷带尾端从中央纵行剪成两个布条，打结固定。

（2）螺旋形包扎法：用于粗细均匀的肢体、躯干等处（图2-0-16）。

操作步骤：

1）伤口用无菌或干净的敷料覆盖后固定敷料。

2）先以环形法在肢体受伤部位缠绕两圈。

3）从第三圈开始上缠每圈盖住前圈1/3或1/2处呈螺旋形进行包扎，最后以环形包扎结束。

4）包扎时应用力均匀，由内而外扎牢；包扎完成后应将盖在伤口上的敷料完全遮盖；包扎后要注意观察肢端血运情况。

（3）螺旋反折包扎法：用于肢体粗细明显不均部位，如前臂、小腿（图2-0-17）。

操作步骤：

1）伤口用无菌或干净的敷料覆盖后固定敷料。

2）先以环形法在肢体受伤部位缠绕两圈。

3）然后将每圈绷带反折，盖住前圈1/3或2/3处依此自下而上地缠绕包扎。

4）折返时一手按住绷带正中央，另一手将绷带向下折返，再向后绕并拉紧进行包扎；注意绷带折返处应避开患者伤口。

5）最后以环形包扎结束包扎操作。

（4）"8"字包扎法：用于掌、踝部和其他关节处伤口的包扎（图2-0-18）。包扎材料以弹力绷带最佳。

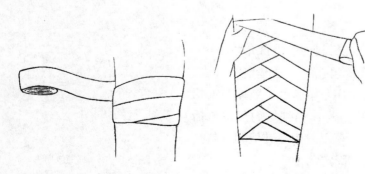
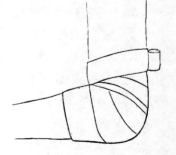

图2-0-16　螺旋形包扎法　　　　图2-0-17　螺旋反折包扎法　　　　图2-0-18　"8"字包扎法

操作步骤：

1）手部"8"字包扎法步骤：① 伤口用无菌或干净的敷料覆盖，固定敷料；② 包扎时从手腕部开始，先环行缠绕两圈；③ 经手掌和腕部呈"8"字形缠绕；④ 最后将绷带尾端在腕部固定。

2）直径不一的部位或屈曲的关节如肘、肩、髋、膝等处的操作步骤：① 屈曲关节后在关节远心端环形包扎两周；② 右手将绷带从右下越过关节向左上绷扎，绕过后面，再从右上（近心端）越过关节向左下包扎，使之呈"8"字形，每周覆盖上周 1/3 ~ 1/2；③ 环形包扎 2 周后固定。

（5）回返包扎法：用于包扎没有顶端的部位如指端、头部、截肢残端。

操作步骤：

1）伤口用无菌或干净的敷料覆盖，固定敷料。

2）环形包扎受伤部位两周。

3）右手将绷带向上反折与环形包扎垂直，包扎时先覆盖残端中央，再交替覆盖左右两边，左手固定住反折部分，每周覆盖上周 1/3 ~ 1/2。

4）将绷带反折环形包扎 2 周后固定。

**5．包扎方法**　以三角巾作为包扎材料为例进行介绍。

（1）三角巾包扎特点

1）三角巾组成：顶角、底角、底边、斜边、系带。

2）用途：用于包扎、悬吊受伤肢体，固定敷料，固定骨折部位等。

3）优点：制作简单、携带方便，包扎时操作简捷，包扎面积较大，适用于各个部位的包扎。

4）缺点：不便于加压，包扎不够牢固。

（2）常用三角巾包扎部位

1）头部帽式。

2）头部风帽式。

3）面具式。

4）大手挂。

5）小手挂。

6）手部。

7）足部。

8）眼睛。

9）下颌。

10）肩部。

11）胸部。

**6．特殊部位包扎**

（1）腹腔内脏脱出：伤者取仰卧位或半卧位，下肢屈曲。用生理盐水纱布覆盖外露脏器，用三角巾作保护圈，外罩器皿加以保护，然后以三角巾包扎固定。

（2）异物刺入体内：注意固定外露异物，避免移动挤撞。

（3）开放性气胸伤口：尽快用大于伤口边缘 5cm 的不透气敷料封闭伤口（敷料上边及左右两边用胶带粘贴固定，留出下边敷料口起活瓣作用）。

**7. 包扎的注意事项**

（1）包扎前，先控制受伤部位的出血。

（2）伤口必须先覆盖无菌敷料再包扎（若没有无菌敷料，可用清洁敷料代替），避免绷带、三角巾直接与伤口接触。

（3）包扎时，应避免有人在伤口或敷料附近说话或咳嗽，以免污染伤口。

（4）应将敷料直接覆盖在伤口处，不可由旁处滑移至伤口。

（5）进行绷带包扎时，应由远心端或易固定处开始包扎。如果绷带不慎掉落地面，则须更换。

（6）包扎时绷带或三角巾要完全覆盖伤口敷料。

（7）包扎四肢处的伤口时，要露出指（趾）端，以便于观察血液循环，同时应注意观察皮肤颜色、温度、感觉、运动在包扎后有无异常。

（8）包扎完毕，可以用打结的方式或用胶布固定包扎材料。

（9）使用胶布固定时，不可将胶布贴在受伤皮肤处，以免造成二次伤害。

（10）不可在伤口处、关节、骨突、肢体内下侧或不易看到的地方打结。

（11）当血液渗透敷料时，无需拆掉原来的敷料，直接在原敷料上继续加盖新的敷料，以免因拆敷料引起更多出血或浪费时间。

**任务实施**

开放性伤口的止血包扎及骨折现场固定操作流程见表 2-0-5。

开放性伤口止血包扎

表 2-0-5　开放性伤口的止血包扎及骨折现场固定操作流程

| 操作步骤 | 操作内容 | 注意事项 |
| --- | --- | --- |
| 评估环境 | 评估急救现场环境，确保施救过程安全 | 确保施救者和被施救者不会因环境因素受到二次伤害 |
| 判断伤情 | （1）评估：生命体征<br>（2）判断：伤口及出血类型<br>（3）辨明：骨折情况 | |
| 准备用具 | 无菌纱布、绷带、止血带、三角巾、胶布等 | |
| 指压止血 | 患者右前臂发生活动性出血，急救人员在其右上臂上 1/3 段、肱二头肌内侧触摸到肱动脉搏动后，立即用拇指或者其余 4 指将肱动脉向外按压于肱骨上，按压时以创口不出血为度 | 压迫点准确，力度适中，动作轻柔，防止加重骨折性损伤 |
| 止血带止血 | （1）绑缚位置：上臂上 1/3 处<br>（2）放置衬垫：皮肤与止血带之间加衬垫，以免损伤皮肤 | |

续表

| 操作步骤 | 操作内容 | 注意事项 |
|---|---|---|
| 止血带止血 | （3）手法正确：以左手拇指、示指、中指夹持橡皮管止血带的头端，右手拉紧止血带缠绕上臂两圈后，将止血带末端放入左手示指和中指之间，拉回固定<br>（4）松紧适度：以创口出血停止、远端摸不到动脉搏动为适宜<br>（5）明显标记：卡片上记录包扎止血带的时间，粘贴固定在止血带处<br>（6）适时松解：每小时放松1次，每次2～3min，总时间不超过4h | （1）禁用没有弹性且过细的电线、铁丝、麻绳、塑料丝等作为止血带<br>（2）止血带使用不当或使用时间过长，可造成伤者远端肢体缺血、坏死 |
| 伤口包扎 | 螺旋反折包扎伤口<br>（1）伤口用无菌或干净的敷料覆盖，固定敷料<br>（2）先以环形法在肢体受伤部位缠绕两圈<br>（3）从第三圈开始上缠每圈盖住前圈1/3或1/2处呈螺旋形，最后以环形包扎结束<br>（4）包扎时应用力均匀，由内而外扎牢；包扎完成时应将盖在伤口上的敷料完全遮盖；包扎后要注意观察肢端血运情况 | 见相关理论知识：包扎注意事项 |
| 三角巾固定 | 以大手挂为例：<br>（1）小心托起受伤的右前臂，手及手腕高于肘部，前臂大手挂肘部角度为80°～85°<br>（2）将三角巾平展放于健侧胸前，底边与躯干平行，顶角与伤肢肘关节平行<br>（3）将三角巾的一端底角从前臂与胸部之间穿过，将上端拉至健侧颈部，再从颈后绕至伤侧颈前处<br>（4）将三角巾的另一端底角拉起，覆盖前臂。然后在伤侧锁骨凹陷处与另一端打结，结下加垫保护皮肤。保持前臂大手挂肘部角度为80°～85°，将伤侧肘部的三角巾顶角折叠好<br>（5）固定后，须露出手指指甲，以便观察血液循环情况 | 见相关理论知识：包扎注意事项 |
| 操作后处理 | 妥善转运至上一级医院处置 | |

## 任务评价

开放性伤口的止血包扎及骨折现场固定任务学习自我检测单见表2-0-6。

表2-0-6　开放性伤口的止血包扎及骨折现场固定任务学习自我检测单

| 姓名 | | 专业 | | 班级 | | 学号 | |
|---|---|---|---|---|---|---|---|
| 理论知识 | 开放性伤口的类型： | | | | | | |
| | 开放性伤口的出血类型： | | | | | | |

续表

| 检查实施 | 操作步骤：ㅤ |
| | 注意事项：ㅤ |

（赵　敏　杜志勇）

## 任务四
# 四肢骨折现场急救外固定术

### 任务目标

1. **素质目标**　具有救死扶伤的医者精神。
2. **知识目标**　掌握四肢骨折的判断标准和外固定方法。
3. **能力目标**　能够对四肢骨折进行急救外固定。

### 任务导入

乡村公路发生一起车祸，一名三轮车司机受伤，患者男性，右小腿局部畸形，反常活动，考虑右侧胫腓骨骨折。

要求：在车祸现场采取夹板骨折固定，进入医院后采用石膏固定。

### 相关理论知识

（一）基本概念

1. **骨折**　外伤等暴力造成骨的完整性和连续性中断，畸形、反常活动、骨擦音（感）是其特征。

2．**骨折外固定** 指骨折经手法复位或切开复位有限内固定术后于身体外部的固定，以达到固定骨折、稳固复位、促进康复的目的。

### （二）骨科外固定的方法分类

1．**石膏绷带固定** 用熟石膏绷带或聚乙烯、树脂、玻璃纤维绷带等材料经温水浸泡后，外包在需要固定骨折的肢体上的方法。

2．**夹板固定** 用具有弹性的木板或塑料制成的长、宽适宜的夹板绑缚在骨折处肢体外侧以固定骨折的方法。

### （三）夹板外固定

1．**锁骨骨折固定** 首先，取 2 条四指宽的带状三角巾分别环绕 2 个肩关节后于背部打结；然后，再分别将三角巾的底角拉紧，在两肩过度后张的状态下在背部将底角拉紧打结。

2．**肱骨骨折固定** 首先，取 2 块长短、宽窄适宜的有垫夹板分别放在伤臂的内、外侧，屈肘 90°；然后，用 2～3 条宽带绑缚骨折上下部，再用小手挂将前臂挂于胸前；最后，用宽带或三角巾将伤臂固定于体侧。

3．**前臂骨折固定** 首先，取 2 块有垫夹板分别放于受伤前臂的掌侧和背侧，前臂处于中立位，屈肘 90°；然后，用 3～4 条宽带缚扎夹板；最后，再用大手挂带将前臂挂于胸前（图 2-0-19）。

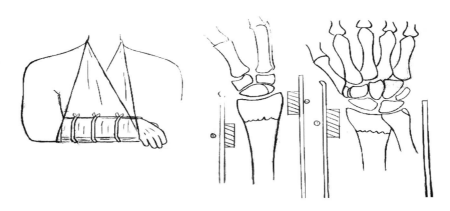

图 2-0-19 前臂骨折固定

4．**手腕部骨折固定** 首先，取一块有垫夹板放于患侧前臂和手的掌侧，手握绷带卷缠绕固定；然后，用大手挂带将患臂挂于胸前。

5．**大腿骨折固定** 首先，取 2 块长夹板放于伤肢的内外侧。其中，内侧夹板上包大腿根部，下至足跟；外侧夹板上至腋下，下达足跟；然后，用 5～8 条宽带在外侧打结固定夹板（图 2-0-20）。

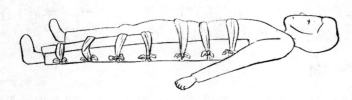

图 2-0-20　大腿骨折固定

**6. 小腿骨折固定**　首先，取 2 块有垫夹板放于患肢小腿的内外侧，2 块夹板上至大腿中部，下至足部；然后，用 4～5 条宽带分别在膝上、膝下及踝部夹板处缚扎固定（图 2-0-21）。

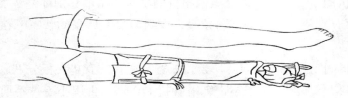

图 2-0-21　小腿骨折固定

**7. 下肢骨折健肢固定**　首先，自伤者健侧膝下穿入两条绷带或者三角巾，一条至大腿及膝关节上方，一条至膝关节下方骨折处的近心端；然后，自伤者健侧踝下穿入两条宽带，一条至骨折处的远心端，一条至踝关节；最后，在伤者的双下肢及双足之间加衬垫。固定顺序为：先固定骨折的近心端，再固定骨折的远心端，最后固定大腿。固定时注意所有的绳结不要与皮肤接触，以免造成皮肤损伤（图 2-0-22）。

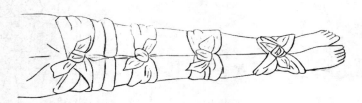

图 2-0-22　健肢固定

### （四）石膏绷带外固定

**1. 石膏绷带外固定的适应证和禁忌证**

（1）适应证

1）某些部位骨折如腕关节、踝关节骨折，小夹板难以固定。

2）某些骨折内固定术后辅助性外固定，如股骨髓内钉或钢板内固定术后。

3）矫形手术后位置维持，如拇外翻、腕关节融合术后。

4）开放性骨折清创术后。

5）化脓性关节炎、关节结核、骨髓炎患者肢体固定。

（2）禁忌证

1）确诊或可疑创口有厌氧菌感染者。

2）进行性水肿患者。

3）全身情况恶劣，如休克患者。

4）新生儿、婴幼儿不建议使用。

5）严重的心、肝、肾疾病患者，不推荐使用大型石膏固定。

**2．石膏绷带外固定的优、缺点**

（1）优点

1）良好的塑形性能，符合肢体塑形要求。

2）固定作用确实、可靠。

3）维持时间长。

（2）缺点

1）无弹性，不能调节松紧度。

2）固定范围大，限制关节活动，长时间的石膏固定可能导致关节僵硬。

**3．石膏固定的基本方法**

（1）皮肤准备：清洁骨折部位皮肤，清创包扎伤口，骨突位置以软垫保护。

（2）石膏准备

1）厚度：上肢一般固定 12～14 层，下肢固定 14～16 层。

2）宽度：以包围肢体周径 2/3 为宜。

（3）基本操作

1）在环绕包扎时，一般由肢体的近心端向远心端以滚动的方式进行缠绕，缠绕时不可拉紧绷带，以免造成肢体的血液循环障碍。

2）缠绕时，每一层石膏绷带应盖住上一层石膏绷带的下 1/3，这样才能使整个石膏绷带形成一个整体。另外，在缠绕石膏绷带时必须保证每一层均保持平整，勿使其形成皱褶，尤其在缠绕第一、第二层时更应注意。

3）由于肢体的粗细不等，当需向上或向下移动绷带时，应提起绷带的松弛部并向肢体的后方折叠，切不可翻转绷带。

4）操作要迅速、敏捷、准确，两手互相配合，即一手缠绕石膏绷带，另一手朝相反方向抹平，使每层石膏均紧密贴合，勿留空隙。

（4）不同部位的石膏固定

1）"8"字形石膏包扎固定：用于肩、肘、腕、踝等关节部位的包扎和锁骨骨折固定。以肘关节为例，先在关节中部环形包扎 2 圈，包扎时绷带先绕至关节上方，再经屈侧绕到关节下方，过肢体背侧绕至肢体屈侧后再绕至关节上方，如此反复，在关节上下呈"8"字形连续包扎，每一层均与前一层重叠 2/3，最后在关节上方环形包扎 2 圈。

2）上臂"0"型石膏：上臂外展 50°~70°，肩关节前屈 40°、外旋 15°~20°，肘关节屈曲 90°；前臂轻度旋前，使拇指尖对准伤者鼻尖，运用于肱骨近端骨折。

3）肘部骨折脱位石膏固定：肘关节屈曲 90°，近端至腋下 2cm，远端至第 5 掌腕关节处。

4）腕部石膏：腕关节背屈 15°~30°，近端至肘下 2cm，远端至第 5 掌腕关节处。

5）腕部"U"形石膏：适用于尺、桡骨远端骨折。

6）前臂"U"形石膏：适用于前臂骨折，尤其是尺桡骨弓形变。

7）踝部石膏托：踝关节骨折时，近端至腓骨小头下 2cm，远端至足趾远端 1cm，踝关节呈中立位，足背伸 90° 与小腿成直角。

8）小腿骨折石膏固定：膝关节屈曲 10°~15°，近端至髌上 10cm，远端至足趾远端 1cm。

9）足部骨折石膏托固定：近端至小腿中下段，远端至足趾远端 1cm 处。

4. 石膏固定术后的处理

（1）维持石膏固定的位置直至石膏完全凝固。

（2）观察石膏绷带固定肢体远端皮肤的颜色、温度、有无疼痛，毛细血管充盈和指（趾）运动情况。

（3）搬动、运送伤者时，注意避免折断石膏，如有折断应及时修补。

（4）患者应抬高患肢，防止肿胀，石膏干后即开始未固定关节的功能锻炼。

（5）石膏绷带固定过程中，应做主动肌肉舒缩锻炼，未被固定的关节应早期活动。

### （五）骨折临时固定的注重事项

1. 先救命、后治伤，呼吸心搏停止者应立即进行心肺复苏。有大出血时，应先止血、再包扎，最后再固定骨折部位。

2. 大腿、小腿和脊柱处的骨折，应就地固定，不要随便移动伤者。

3. 骨折固定的目的是限制肢体活动，不要试图整复。当患肢过度畸形不便固定时，可依伤肢长轴方向稍加牵引和矫正，然后进行固定。

4. 进行四肢骨折断端固定时，先固定骨折上端，后固定骨折下端。若固定顺序颠倒，可导致断端再度错位。

5. 固定材料不能与皮肤直接接触，要用棉花等柔软物品垫好，尤其是骨突出部位和夹板两头。

6. 夹板要扶托住整个伤肢，将骨干的上、下两个关节固定好。绷带和三角巾不可直接绑在骨折处。

7. 固定四肢时应露出指（趾），随时观察血液循环，如有苍白、青紫、发冷、麻木等情况，应立即松开重新固定。

8. 肢体固定时，一般为上肢屈肘、下肢伸直。

9. 开放性骨折处伤口禁用水冲，也不涂药物，保持伤口清洁。外露的断骨严禁送回伤口内，避免增加污染和刺伤血管、神经。

10．疼痛严重者可酌情使用止痛剂和镇静剂，骨折处固定后迅速送往医院。

### （六）并发症及处理

1．**坏疽及缺血性挛缩**　固定过紧会影响静脉回流和动脉供血，使肢体处于严重缺血状态，可能引起肌肉坏死和挛缩，甚至导致肢体坏疽。因固定部位神经受压和缺血可引起肢体神经损伤，进而造成肢体功能严重受损。因此，固定时松紧应适宜，同时严密观察伤者的情况，发现问题及时处理。

2．**压疮**　多因包缠石膏时的压力不均匀使石膏凹凸不平或关节处塑形不好所致，也可因石膏尚未凝固定型就将石膏型放于硬板上，造成石膏变形压迫伤口而形成。一般患者出现持续性局部疼痛不适，伴石膏局部有臭味及分泌物出现，即说明有压疮存在。应及时开窗检查，根据压疮原因进行相应处理。

3．**化脓性皮炎**　因固定部位皮肤不洁、有擦伤及软组织严重挫伤有水疱形成，破溃后可形成化脓性皮炎。应及时开窗处理，以免影响治疗。

4．**坠积性肺炎**　多在大型躯干石膏固定术后或老年患者合并上呼吸道感染而未能定时翻身活动时发生。术后加强未固定部位的功能锻炼和定时翻身可以预防此病的发生。坠积性肺炎的治疗：除常规抗感染外，进行体位引流即头低脚高位、侧卧及俯卧位，可使痰液易于咳出。

5．**失用性骨质疏松**　骨折后骨骼固定范围广，且未进行功能锻炼，易发生失用性骨质疏松。骨骼发生失用性脱钙，大量钙质进入血流，从肾脏排出从而导致肾结石。对此，应多饮水并加强未固定部位的功能锻炼，以防骨质疏松。

6．**神经损伤**　因腓总神经、尺神经、桡神经较易受压发生损伤，所以腓骨头、颈部与肘后及后上方均应以软垫保护。如果已经出现神经损伤，应及时解除。

7．**过敏性皮炎**　极少数骨折患者经石膏固定后可能出现过敏性皮炎，伴痒、水疱或其他更严重的皮肤症状，则不宜应用石膏固定。

### 任务分析

本次任务要求为导入病例进行骨折的外固定操作。任务分析如下：

#### （一）病例特点

1．**病因及诱因**　患者车祸外伤伤情，右小腿严重受伤。

2．**主要症状特点**　右小腿局部畸形，反常活动，考虑右侧胫腓骨骨折。

#### （二）确定处置原则

对患者右小腿骨折进行骨折外固定操作。

## 任务实施

骨折外固定操作流程见表2-0-7。

表2-0-7　骨折外固定操作流程

| 操作步骤 | 操作内容 | 注意事项 |
|---|---|---|
| 评估环境 | 评估急救现场环境，确保施救过程安全 | 确保施救者和被施救者不会受到环境因素造成的二次伤害 |
| 判断伤情 | （1）评估：生命体征<br>（2）判断：骨折类型 | |
| 准备用具 | 棉垫、小腿骨折夹板、绷带、熟石膏绷带、胶布等 | |
| 夹板外固定 | （1）取2块有垫夹板放于右小腿的内外侧，夹板上至大腿中部、下至足跟<br>（2）用4~5条宽带分别在膝上、膝下及踝部夹板处缚扎固定 | |
| 石膏固定 | （1）皮肤准备：清洁骨折部位周围皮肤，骨突位置加衬垫保护<br>（2）固定范围：近端至髌骨上10cm，远端至足趾远端1cm<br>（3）操作步骤<br>1）患者平卧于石膏床上，使膝关节屈曲15°，踝关节呈90°，下肢保持；中立位<br>2）首先，在患侧大腿上端根部、膝部及踝部各包绕2~3层棉纸；然后，取1条预先量好的近端宽、远端窄的15cm宽石膏条托，贴敷在患肢后侧及足跖侧，即从大腿上端棉纸上缘下1~2cm处开始，经腘窝与足跟部直到跖侧。远端多余的石膏条托可暂时翻搭于足背上，剪开踝部石膏条托两侧皱褶部位，随即将其重叠磨平，使条托与肢体紧密贴合；最后，用泡透的15cm宽石膏绷带卷由大腿根部向远端逐层缠绕于小腿下1/3处，改用10cm宽石膏绷带卷继续向下缠绕 | （1）固定时松紧度要适宜，打完石膏后要注意观察肢体的血运情况，避免由于石膏过紧，影响血液循环，出现神经血管的末梢坏死<br>（2）在石膏型包扎时、包扎完毕而石膏硬化前，应随时抚摸包扎好的石膏绷带，使每层绷带之间紧密贴合，不留气泡。同时，伤者须随时注意保持正确的体位，直至石膏型完全硬化为止<br>（3）固定时，将内外踝和足底部石膏塑型以保持足弓，即用两手拇指塑出足底的横弓、用手掌大鱼际塑出足底的纵弓。加固膝关节部位石膏卷的包扎，并将膝部石膏抚塑成型（屈曲15°）<br>（4）待石膏型包扎完毕后，测量下肢的轴线是否在一条线上（测量方法是从髂前上棘开始，经髌骨中央到第1~2趾蹼间） |
| 操作后处理 | 妥善转运至上一级医院处置 | |

## 任务评价

骨折外固定任务学习自我检测单见表2-0-8。

表2-0-8　骨折外固定任务学习自我检测单

| 姓名 | 专业 | 班级 | 学号 |
|---|---|---|---|
| 理论知识 | 四肢骨折的判断标准： | | |

续表

| | 四肢骨折的外固定方法: |
|---|---|
| 理论知识 | |
| 检查实施 | 操作步骤: |
| | 注意事项: |

（赵　敏　高丽园）

任务五

# 脊柱损伤的搬运

## 任务目标

1. **素质目标**　具有救死扶伤的医者精神。
2. **知识目标**　掌握脊柱损伤的基本概念和救治要点。
3. **能力目标**　能够正确搬运脊柱损伤患者。

## 任务导入

农场自建房工地，一名男性泥瓦匠从 3m 高脚手架上摔落，臀部着地，腰部疼痛，不能站立，翻身困难。

要求：请将患者妥善转运至医院诊治。

## 相关理论知识

### （一）基本概念

脊柱损伤多见于房屋倒塌、高处跌落、车祸等严重事故，可发生闭合性脊椎压缩性骨折、椎骨骨折和椎骨脱位、脊髓损伤等，伤情常常严重复杂，甚至可能发生不同部位的截瘫。损伤部位如果位于腰椎，可能导致下肢截瘫；如果位于颈椎，可能导致颈部以下截瘫。高位颈髓的损伤甚至可能导致伤者死亡。

### （二）脊柱损伤救护要点

**1．胸腰椎损伤**　伤者往往出现腰背部疼痛，肌肉痉挛，不能直立，翻身困难，感觉腰部软弱无力的症状。

**2．颈椎损伤**　伤者自觉头、颈部疼痛，不能活动，常用两手扶住头部。如无其他损伤，伤者的意识大多是清醒的；如果伤及脊髓，其损伤部位相对应的肢体、躯干常表现为无力、感觉丧失或呈放射样疼痛，甚至可能出现大小便异常。

**3．** 部分伤者还可能出现痛觉、温觉的变化或肢体不能运动，脊柱骨折处肿胀，脊柱向后凸出、有触痛的症状。

必须掌握脊柱损伤患者救护相关知识及技巧，因为一线救护措施不当，可造成损伤加重，甚至发生截瘫或死亡。据统计，该类情况发生的比例可达 40%。

遇到脊柱损伤患者时，救助人员必须保持冷静，切莫马上抱起伤者，而应按照以下处理步骤救助伤者。

1．若有伤口，应紧急包扎，不可轻易翻动伤者。

2．对于呼吸困难和昏迷者，要及时清理患者口腔分泌物，保持气道通畅。

3．救助人员在抢救伤者时，怀疑有脊柱骨折者均应按脊柱骨折处理。尤其不要任意翻动患者的身体或使其身体扭曲（如一人托抱式的搬运，或两个人一人抬头部、一人抬腿的搬运方式，都是严禁使用的），这些方法都将增加伤者脊柱的弯曲度，使失去脊柱保护的脊髓受到挤压、牵拉，加重脊柱和脊髓的损伤。

### （三）搬运脊柱损伤患者常用物品

搬运脊柱损伤患者常用的物品包括颈托、脊柱板及头部固定器、木板、软垫、布带等。

**1．颈托**

（1）颈托四周设置有气孔，透气性良好。

（2）采用优质轻量泡沫塑料制成，优柔舒适，对皮肤无细胞毒性、无致敏性，使用安全。

（3）以魔术粘扣的方式扣合，可调节松紧度，使用更方便。

**2．脊柱板**

（1）长约 180cm，宽度同肩，约 45cm。

（2）由塑料材料制成，轻便坚固。

**3．头部固定器** 可配合颈托使用，也可独立使用。由密闭泡沫材料制成，不吸收血液和体液，易于清洗、消毒，不受恶劣天气的影响。头两侧有耳洞可以用来观察有无出血或进行引流操作。进行 X 光透视、CT 扫描、磁共振成像检查时可不拆卸。

### （四）颈椎损伤患者搬运前的固定

1．牵引伤者头部，恢复颈部轴线位。

2．固定伤者头部为正中位。

3．测量伤者颈部长度、调整颈托。救助者拇指与掌面垂直，其余四指并拢并与伤者额面垂直，测量下颌角至斜方肌前缘的距离。

4．放置颈托时，颈托中间弧度卡于伤者右肩处并略向前下倾斜，先放置颈后，再放置颈前，保证位置居中，然后扣上搭扣，使其松紧度适中。

5．放置颈托后，对伤者进行全身体格检查，顺序为由上到下、由躯干到四肢。

### （五）正确搬运

**1．三人搬运法（胸腰椎损伤）** 将伤者的双下肢伸直，两手相握于身前，脊柱板放在伤者的一侧（搬运脊柱损伤的伤者必须用硬木板，且不能覆盖棉被、海绵等柔软物品）。急救现场的门板、木板都可作为搬运工具。搬运时，三人同时将伤者水平托起，轻轻放在木板上，整个搬运过程中三人动作要协调统一、轻柔稳妥，保证伤者躯体平起平落，防止躯干扭转（图 2-0-23）。

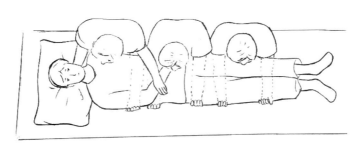

图 2-0-23　三人搬运法（胸、腰椎损伤）

可将沙袋固定在伤者的躯体两侧以防搬运途中因颠簸而导致肢体摆动，从而加重脊髓的损伤；或用固定带将伤者与担架绑在一起，即使遇到担架歪斜翻转的情况，伤者也能保持平躺。

**2．四人搬运法（颈椎损伤）** ① 固定好颈托后，将伤者双下肢伸直，两手相握于身前；② 一名搬运者双手掌抱于伤者头部两侧轴向牵引其颈部；③ 另外三名搬运者从伤者的同侧（分别于肩背部、腰臀部、膝踝部），伸双手至其身体对侧；④ 四人单腿跪地，在保持伤者脊柱中立位的同时，一齐用力将伤者平稳抬起，放于脊柱板上；⑤ 使用头部固定器妥善固定伤者头部；⑥ 用 6～8 条固定带将伤者固定于脊柱板上（图 2-0-24）。

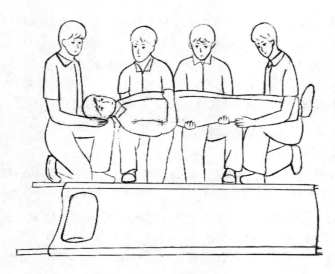

图 2-0-24　四人搬运法（颈椎损伤）

**3. 高位截瘫者的搬运方法**　根据伤者的情况，必要时及早行气管切开。搬运时间较长时，应取出伤者衣袋中的硬物，以防压迫组织而发生压疮。脊髓损伤者对温度的感知和调节能力较差，冬季要注意保暖，用热水袋保暖时要用厚布包好，防止烫伤皮肤；夏天要注意降温，防止发生高热，降温时用的冰袋也应包好。

## 任务实施

脊柱损伤患者的搬运流程见表 2-0-9。

表 2-0-9　脊柱损伤患者的搬运流程

| 操作步骤 | 内容要点 | 注意事项 |
|---|---|---|
| 评估环境 | 评估急救现场环境，确保施救过程安全 | 确保施救者和被施救者不会因环境因素受到二次伤害 |
| 判断伤情 | （1）评估：生命体征<br>（2）沟通：告知患者搬运目的取得患者配合，缓解患者焦虑、紧张情绪 | |
| 准备用具 | 担架、脊柱板（木板）、颈托、固定带等 | |
| 搬运 | （1）先将患者两侧下肢伸直，两手相握于身前，以保持脊柱伸直位，不能屈曲或扭转<br>（2）选择合适的搬运工具，如脊柱板、木板或门板等<br>（3）搬运时，三人或四人站在患者同一侧，对于有颈椎损伤者，还需一人专门托扶伤者头部，并沿纵轴向上略加牵引<br>（4）搬运时，数人同时用力，用手平托患者的头颈、躯干及下肢，使伤者成一整体平直拖至担架上，注意不要扭曲伤者的躯干 | 操作熟练，动作轻柔、敏捷，体现爱护患者意识 |
| 固定 | （1）在伤处垫一薄枕，使此处脊柱稍向上凸，然后用固定带将伤者固定在硬质担架上，使伤者不能左右转动、移动 | 固定结束后告知患者相关注意事项 |

续表

| 操作步骤 | 内容要点 | 注意事项 |
|---|---|---|
| 固定 | （2）一般用4条带子将伤者固定在担架上：分别于伤者胸、上臂水平，前臂、腰水平，大腿水平，小腿水平各固定一条带子将伤员绑在担架上<br>（3）必要时用颈托固定伤者头颈部，如果无颈托可用沙袋或衣物等置于其颈部两侧以固定头颈部 | |
| 转运 | 妥善转运至上一级医院处置 | |

## 任务评价

脊柱损伤的搬运任务学习自我检测单见表2-0-10。

表2-0-10　脊柱损伤的搬运任务学习自我检测单

| 姓名 | | 专业 | | 班级 | | 学号 | |
|---|---|---|---|---|---|---|---|
| 理论知识 | 脊柱损伤的基本概念： | | | | | | |
| | 脊柱损伤的救治要点： | | | | | | |
| 检查实施 | 操作步骤： | | | | | | |
| | 注意事项： | | | | | | |

（赵　敏　蒋梦莎）

# 任务六
# 无菌术

## 任务目标

1. **素质目标**　具备严格的无菌观念和严谨的医疗作风。
2. **知识目标**　掌握外科无菌术。
3. **能力目标**　能够遵循手术过程前、中、后的无菌术要求，参与完成手术。

## 任务导入

林某，男性，26 岁，因"转移性右下腹疼痛 8h"入院。初步诊断：急性阑尾炎，拟行"阑尾切除术"。

要求：请你按照手术过程前、中、后的无菌术要求，参与完成手术。

## 相关理论知识

微生物普遍存在于人体和自然环境中，无处不在，人类肉眼通常不可见。对人类而言，常见的致病微生物常可引起各种感染，危及人类健康甚至生命，必须认真对待，不可掉以轻心。

随着科学技术的发展，人民健康意识的增强，外科感染的发生率相对过去明显减少，但医源性感染及院内感染却时有发生，需要广大医务人员牢固树立无菌观念，严格遵循无菌原则，认真执行无菌术。

无菌术是临床医学中的一项基本操作规范。在实施手术、穿刺、换药、注射、插管、导尿、深静脉置管等临床操作过程中，各种微生物都有可能通过各种途径直接或间接进入伤口，在人体组织内大量繁殖从而引起人体感染。无菌术就是针对以上微生物可能的感染途径所采取的一系列预防措施，通常由灭菌法、消毒法和一系列操作规程和管理制度所组成。

### （一）无菌术的常用方法

1. **灭菌法**　灭菌法是指利用物理或化学方法将包括细菌芽孢在内的所有活的微生物彻底消灭的方法。常用的方法有：

（1）高压蒸汽灭菌法：当蒸汽压力在 104.0 ~ 137.3kPa 时，温度可达 121 ~ 126℃，维持 30min，即能杀死包括细菌芽孢在内的一切微生物。

通过预真空式压力蒸汽灭菌时压力可以达到 205.8kPa，温度可达 132 ~ 134℃，维持 4 ~ 6min，即能杀死包括细菌芽孢在内的一切微生物，对物品的损害也较轻微。在高原地区，可应用压力锅来灭菌。压力锅的蒸汽压力一般为 127.5kPa，锅内最高温度能达 124℃左右，维持 10min 即可灭菌。物品灭菌后，一般可保留 2 周。

1）适用范围：应用最普遍，效果可靠。多用于能耐受高温的物品，如金属器械、玻璃、搪瓷、敷料、橡胶类等的灭菌。

2）注意事项：① 需要灭菌的包裹不应过大、过紧。采用预真空式灭菌法灭菌时包裹一般应小于 40cm×30cm×30cm；采用下排气式灭菌法灭菌时包裹不超过 30cm×30cm×25cm；② 放入灭菌器内的包裹，不能排列得太密，包裹之间应该留有间隙；③ 灭菌时，在需要灭菌的包裹内外各贴一条灭菌指示带，指示带变黑表示达到灭菌要求，可以使用；否则表示未达到灭菌要求，不可使用；④ 易燃、易爆炸物品如碘仿、苯类等，禁用高压蒸汽灭菌法灭菌；⑤ 锐利器械如刀、剪等不宜用此法灭菌，以免变钝影响使用；⑥ 为瓶装液体灭菌时，要用玻璃纸和纱布包扎瓶口，如有橡皮塞，应插入针头排气；⑦ 已灭菌的物品应标明灭菌日期，并与未灭菌的物品分开放置，以免弄错；⑧ 要有专人负责。

（2）煮沸灭菌法：杀灭物品上的细菌时，在水中煮沸至 100℃后，持续 15～20min，一般细菌可被杀灭，但带芽孢的细菌则至少需要煮沸 1h 才能被杀灭。如在水中加入碳酸氢钠，使其成为 2% 的碱性溶液，可使沸点提高到 105℃，灭菌时间缩短至 10min，并可防止金属物品生锈（防锈液配制）。

1）适用范围：适用于金属器械、玻璃及橡胶等物品的灭菌。

2）注意事项：① 物品必须完全浸没在水面以下，才能达到灭菌目的；② 橡胶类物品应在水煮沸后再放入，持续煮沸 15min 即可，以免煮沸过久影响质量；③ 玻璃类物品要用纱布包好，放入冷水中煮，以免骤热而破裂；④ 灭菌时间应从水煮沸后算起，如果中途加入其他物品，应重新计算时间；⑤ 煮沸器的锅盖应严密关闭，以保持沸水温度；⑥ 高原地区气压低、沸点低，故海拔高度每增高 300m，煮沸时间一般应延长 2min。

（3）火烧法

1）适用范围：一般为紧急情况下使用，多用于金属器械等的灭菌。向容器内倒入少许 95% 的酒精，点火燃烧灭菌。

2）注意事项：锐利器械如刀、剪等不宜用此法灭菌，以免变钝。

（4）化学气体灭菌法：适用于不耐高温、湿热的医用材料或者设备，如医用内镜、导管、支架、手套等。常用的化学气体灭菌法主要有环氧乙烷气体灭菌法、甲醛蒸汽灭菌法等。

2．**消毒法** 消毒法是指运用化学药剂消灭病原微生物和其他有害微生物的方法，但由于不能杀死芽孢，因此效果不彻底。主要适用于手术人员的手臂、患者的皮肤、某些特殊器械、手术室空气等。

（1）常用的化学药剂

1）2.0%～2.5% 碘酊：用于皮肤消毒。涂抹后待其自干，然后用 75% 医用酒精脱碘 2 次，以免引发刺激性皮炎。面部、会阴部、供皮区、小儿皮肤以及黏膜等部位禁用。

2）75% 医用酒精：消毒时应将物品浸泡 30min，其用途与新洁尔灭溶液相同。使用时注意酒精应每周过滤并核对浓度 1 次。

3）碘伏：聚维酮碘的外用浓度为 0.5%～1.0%，是一种广谱杀菌剂，对细菌、病毒、真菌等微生物都有效。对细菌繁殖体的作用以秒计算，一般不到 1min 即可杀死各种细菌繁殖体。其应用广泛，面部、会阴部、供皮区、小儿皮肤以及黏膜等部位可以使用，应避光保存，对金属有腐蚀性。

（2）化学药液浸泡消毒法

1）适用范围：适用于锐利器械、内镜等不适于热力灭菌的器械。①1：1 000 新洁尔灭溶液：常用于刀片、剪刀、缝针的消毒，浸泡时间为 30min。向 1 000ml 新洁尔灭溶液中加入 5g 医用亚硝酸钠配成的"防锈新洁尔灭溶液"，有防止金属器械生锈的作用。使用时，药液宜每周更换 1 次。② 2% 戊二醛水溶液：用途与新洁尔灭溶液相同，但灭菌效果更好，浸泡时间为 10～30min。③ 1：1 000 氯己定溶液：抗菌作用较新洁尔灭强，浸泡时间为 30min。④ 10% 甲醛溶液：适用于输尿管导管、塑料类、有机玻璃的消毒，浸泡时间为 30min。

2）注意事项：①浸泡前应擦净器械上的油脂；②消毒物品必须全部浸入消毒溶液中；③消毒有轴节的器械（如剪刀）时，轴节应张开；④消毒管瓶类物品时，物品内外均应浸泡在消毒液中；⑤消毒后的物品在使用前，需用灭菌盐水将药液冲洗干净，以免组织受到药液的损害；⑥凡器械使用后都需清洗，金属擦油防锈；橡胶管需冲洗内腔，然后擦干。

（3）甲醛熏蒸：取一 24cm 有蒸格的铝锅，于蒸格下方放一量杯，加入 2.5g 高锰酸钾粉末和 5mL 40% 甲醛（福尔马林）溶液，然后在蒸格上放丝线，熏蒸 1h，即可达消毒目的，丝线不会变脆。

（4）紫外线消毒：杀菌效率可达 99% 以上，适用于手术室、治疗室、隔离病房或者必须消毒的病房。穿透力差，效果与距离成反比，长时间暴露可对眼睛、皮肤产生不可逆性伤害，使用时需注意防护。同时可产生臭氧。

## （二）手术过程中的无菌原则

### 1. 手术人员的准备

（1）一般准备：换穿手术室准备的洗手衣裤和鞋子，戴好口罩及帽子，剪短手指甲。皮肤破损有化脓感染时，不能参与手术。

（2）外科手消毒。

（3）穿无菌手术衣。

1）穿传统对开式无菌手术衣步骤（穿衣→协助者系腰带→戴手套）：①打开手术衣包装，注意正反；②提起衣领两角；③术者两臂前伸、勿过度外展；④由协助者协助穿手术衣，注意：协助者只能站在术者身后协助穿衣；⑤双手交叉提起腰带向后递，注意协助者系腰带时不可触到术者的双手；⑥系好腰带和袖口，注意不可过紧/松。

2）穿包背式无菌手术衣步骤（穿衣→戴手套→转圈＋协助者帮助→自行系腰带）：①打开手术衣包装，注意正反；②提起衣领两角；③术者两臂前伸、勿过度外展；④由协助者协助穿手术衣，注意：协助者只能站在术者身后协助穿衣。待协助者协助系好衣领带后，术者先戴手套，自行解开腰部系带，将系带一端递给协助者，协助者用无菌持物钳夹住腰带，然后转身一周，使手术衣包围术者背部，之后术者接住腰部系带，并自行在腰间打结。

（4）戴无菌手套：如用干手套，应先穿手术衣，后戴手套；如用湿手套，则穿戴顺序相反（图 2-0-25）。

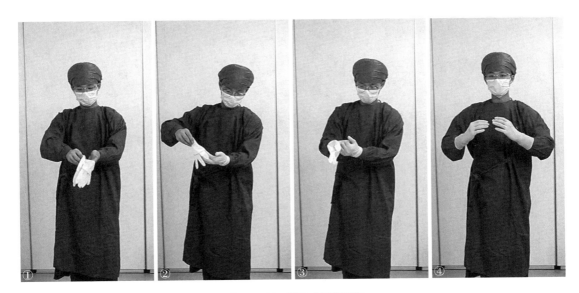

图 2-0-25 戴干式无菌手套

### 2．手术区域的准备

（1）手术区域的消毒：可先用汽油或乙醚拭去皮肤上的油脂或胶布残迹，然后用碘伏涂擦皮肤 3~4 遍。婴儿、面部皮肤，口腔、肛门、外生殖器处一般用 1：1 000 新洁尔灭或碘伏消毒，不可用碘酊消毒。烧伤植皮的供皮区只可用酒精涂擦消毒，亦不可用碘酊消毒。

（2）基层常见不同手术的消毒范围（图 2-0-26）

1）颈部手术消毒范围：上至下口唇线，下至两乳头连线，两侧至斜方肌前缘。常见手术：甲状腺手术。

2）上腹部手术消毒范围：上至两乳头连线，下至耻骨联合，两侧至腋中线，脐孔部位最后消毒 3~4 遍。常见手术：胃大部切除术等。

3）下腹部手术消毒范围：上至剑突水平或两乳头连线水平，下至大腿上、中 1/3 交界处，两侧达腋中线，脐孔部位最后消毒 3~4 遍。常见手术：急性阑尾炎、肠梗阻等。

4）腹股沟手术消毒范围：上至脐部水平，下至大腿上、中 1/3 交界处，两侧至腋中线，脐孔部位最后消毒 3~4 遍。常见手术：疝修补术。

5）四肢手术皮肤消毒范围：周圈消毒，上下各超过一个关节。

6）会阴部手术区消毒范围：包括耻骨联合、肛门周围及臀、大腿上 1/3 内侧的区域。常见手术：痔疮手术。

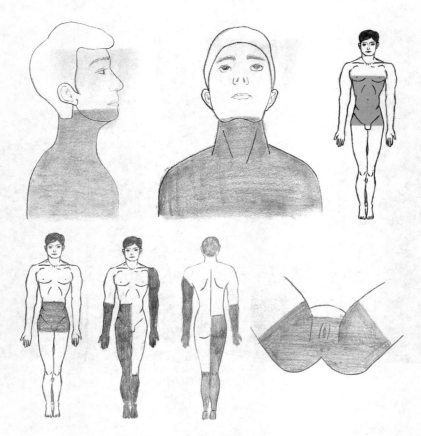

图 2-0-26　常见不同手术的消毒范围

（3）手术区域消毒的注意事项

1）消毒范围至少要包括手术切口周围 15cm 以上的区域。

2）清洁切口、涂擦消毒药物时，应由手术区中心部向四周涂擦。

3）如为感染性伤口或肛门等处的手术，则应自手术区外周涂向感染伤口或会阴肛门处。

4）已经接触污染部位的药液纱布，不应再用于返擦清洁处。

（4）铺无菌巾：目的是暴露较小的皮肤区域，其他部位均应遮盖，以避免手术中的污染。

手术区铺单原则是除手术野外，至少要有 2 层无菌布单遮盖。常用的方法是粘贴无菌塑料薄膜。小手术可仅盖一小孔巾。如为大手术，除铺盖无菌巾外还要铺盖其他必要的布单。铺无菌巾的步骤：①取 4 块无菌巾，每块的一边双折少许，在切口四周各铺一块；②通常先铺对侧或相对不洁区（如下腹部、会阴部），最后铺靠近操作者的一侧，并用布巾钳夹住无菌巾交角处，以防移动；③大单的头端应盖过麻醉架，两侧及足端部应垂下超过手术台边缘 30cm；④肢体近端手术要用双层无菌巾将远端包裹，反之亦然。

消毒铺巾

**3．手术时的无菌原则**

（1）穿无菌手术衣和戴无菌手套后，背部、腰部以下和肩部以上都应认为是有菌区域，不能接触；同样，手术台边缘以下的布单，也不能接触。

（2）不可在手术人员的背后传递器械及手术用品。坠落到无菌巾或手术台边以外的器械物品，不准拾回再用。

（3）手术中如遇手套破损或接触到有菌区域，应更换无菌手套。手术人员前臂或肘部碰触有菌区域后，应更换无菌手术衣或加套无菌袖套。无菌巾、布单等物如已湿透，其无菌隔离作用不再完整，应加盖新的无菌单。

（4）在手术过程中，同侧手术人员如需调换位置，应先退后一步，转过身，背对背地转到另一位置。

（5）手术开始前要清点器械、敷料，手术结束时，检查患者胸、腹等体腔，核对器械、敷料数无误后，才能关闭切口，以免异物遗留腔内，产生严重后果。

（6）切口边缘应以大纱布垫或手术巾遮盖，并用巾钳或缝线固定，仅显露手术切口。

（7）做皮肤切口以及缝合皮肤之前，需用 75% 医用酒精或 0.1% 新洁尔灭溶液再涂擦消毒皮肤一次。

（8）切开空腔脏器前，要先用纱布垫保护周围组织。

（9）参观手术人员不可太靠近手术人员或站得太高，不可经常在手术室内走动，以减少污染的机会。

（10）术中不应开窗或用电扇吹向手术台。

**4．手术室的管理**

（1）先做无菌手术，后做污染或感染手术；手术完毕后，应彻底擦拭地面，消除污物、敷料和杂物；每周大扫除 1 次；定期进行空气消毒。

（2）手术室常用乳酸消毒法：$100m^3$ 空间用 80% 乳酸溶液 12ml，加热蒸发后，紧闭门窗 30min 后再打开通风，或每立方米空间用 40% 甲醛 2ml 加高锰酸钾 2g 熏蒸，封闭12h 后通风。

（3）绿脓假单胞菌感染手术后应先用乳酸空气消毒法进行消毒扫除后，再用 1∶1 000苯扎溴铵溶液擦洗室内物品，然后开窗通风 1h。

（4）破伤风、气性坏疽手术后，用 40% 甲醛溶液熏蒸手术室空气 12h 后通风。

（5）HBV 表面抗原（hepatitis B surface antigen，HbsAg）阳性患者术后，尤其是HBV e 抗原（hepatitis B e antigen，HbeAg）阳性患者术后，地面或手术台可撒布 0.1% 次氯酸钠水溶液，消毒 30min 后再清扫和清拭，或直接用 5% 碘伏清拭。

（6）用紫外线消毒法消毒手术室空气。

（7）患急性感染性疾病者不得进入手术室。

（8）凡进入手术室的人员，须换上手术室清洁鞋帽、衣裤和口罩。

（9）参观手术人员一般不得超过 2 人。

## 任务实施

阑尾切除手术无菌术操作流程见表 2-0-11。

表 2-0-11　阑尾切除手术无菌术操作流程

| 操作步骤 | 操作内容 | 注意事项 |
|---|---|---|
| 评估 | 评估患者病情、手术部位皮肤状况，患者心理状态及合作程度 | |
| 沟通 | 交代手术治疗的必要性，了解患者疼痛耐受程度等，得到患者理解，签署麻醉及手术同意书 | |
| 手术人员准备 | （1）换穿手术室准备的洗手衣裤和鞋子，戴好口罩及帽子，剪短手指甲<br>（2）常规外科手消毒<br>（3）穿手术衣，戴无菌手套 | 医务人员皮肤破损有化脓感染时，不能参加手术 |
| 摆放患者体位 | 取仰卧位，充分暴露手术部位 | 其他病例根据病情选择体位，以患者舒适，术者便于操作为宜 |
| 患者手术区域皮肤消毒、铺巾 | （1）术者用纱布蘸碘伏消毒液以右下腹麦克伯尼切口（McBurney incision）为中心消毒患者腹部皮肤，范围：上至剑突水平或两乳头连线水平，下至大腿上、中 1/3 交界处，两侧达腋中线，最后消毒脐孔部位 3~4 次<br>（2）以右下腹麦克伯尼切口为中心常规铺手术巾单，切口边缘应以大纱布垫或手术巾遮盖，并用巾钳或缝线固定，仅显露手术切口。有条件时切口周围可以粘贴无菌塑料薄膜 | |
| 手术进行时的无菌原则 | （1）手术开始前要清点器械、敷料，手术结束时，检查腹腔，核对器械、敷料数无误后，才能关闭切口，以免异物遗留腹腔内，产生严重后果<br>（2）做皮肤切口以及缝合皮肤之前，需用 75% 医用酒精或 0.1% 新洁尔灭溶液，再涂擦消毒皮肤一次<br>（3）切开腹膜和阑尾前，都应先用纱布垫保护周围组织，不被细菌污染<br>（4）手术参观人员不可太靠近手术人员或站得太高，不可经常在室内走动，以减少污染的机会<br>（5）术中不应开窗或用电扇吹向手术台 | 参观手术人员不得超过 2 人 |
| 术后手术室处理 | （1）手术完毕后，应彻底擦拭地面，消除污物、敷料和杂物<br>（2）手术室用乳酸消毒法：每 100m³ 空间用 80% 乳酸溶液 12ml，加热蒸发后，紧闭门窗 30min 后再打开通风，或每立方米空间用 40% 甲醛溶液 2ml 加高锰酸钾 2g 熏蒸，封闭 12h 后通风<br>（3）用紫外线消毒法消毒手术室空气 | |

## 任务评价

无菌术操作任务学习自我检测单见表 2-0-12。

表 2-0-12　　无菌术操作任务学习自我检测单

| 姓名 | | 专业 | 班级 | 学号 |
|---|---|---|---|---|
| 理论知识 | 手术过程中无菌原则的要点： | | | |
| | 为手术患者消毒铺巾的顺序： | | | |
| 操作实施 | 手术人员参加手术的无菌操作流程： | | | |

（夏　岚）

## 任务七

# 外科手术基本操作

## 任务目标

1. **素质目标**　具备严格的无菌观念和严谨的医疗作风。
2. **知识目标**　掌握外科手术的基本操作技术。
3. **能力目标**　能够针对不同的病情，进行规范的手术操作。

## 任务导入

赵某，女性，16 岁，因"发现左前臂无痛性肿块 1 年余"就诊。初步诊断：左前臂脂肪瘤，拟行"左前臂脂肪瘤切除术"。

要求：请你完成此手术，并完成手术记录。

## 相关理论知识

外科手术是治疗疾病的一种方法，操作是否规范、熟练也是治疗成败的关键。尽管其种类繁多，范围大小、复杂程度有很大差别，但都是由一些基本操作组合而成。切开、止血、结扎、缝合、分离、显露等是手术的基本操作技术，同时也是完成手术的基本条件，必须熟练掌握。

### （一）切开

切口的选择是手术显露的重要步骤。表浅部位手术，切口可直接作于病变局部的表面，方向宜与皮纹平行；深部手术切口，要考虑大血管、神经的走行；关节部位的手术，要采用横切口，避免手术后垂直瘢痕挛缩影响关节功能。

**1．理想切口的要求**

（1）切口应选择于病变部位附近，通过最短途径以最佳视野显露病变。同时，显露要充分，最好能直接显露手术区，并在必要时有延长切口的余地。

（2）切口应对组织损伤小，不损伤重要的解剖结构如血管、神经等，不影响该部位的生理功能。

（3）力求快速而牢固的愈合，并尽量照顾美观，不遗留难看的瘢痕。尤其是颜面部手术切口应与皮纹一致，并尽可能选取较隐蔽的切口。

（4）切口必须有足够的长度，以容纳手术操作和放进必要的器械，切口宁可稍大而勿太小，并且必要时应易于延长。同时，应根据患者的体型、病变深浅、手术难度及麻醉条件等因素计划切口的大小。

**2．常用的腹壁切口**

（1）纵切口

1）正中切口：沿腹正中线过脐的左侧（右侧有肝圆韧带）切开皮肤、皮下组织，经腹白线切开腹膜。脐上正中切口常用于胃部的手术，因腹白线处血液循环差，有发生切口裂开或形成腹壁切口疝的可能。脐下由于腹直肌在正中紧密靠拢，缝合后比较可靠，所以耻骨上正中切口应用较广。

2）旁正中切口：上下腹左右侧均可采用。在正中线旁约 2cm 处切开皮肤、皮下组织、腹直肌前鞘，将腹直肌由内侧缘牵向外侧，然后切开腹直肌后鞘和腹膜。此切口在缝合后，腹直肌前后鞘间有腹直肌相隔，切口各层组织血液供应良好，肌肉的神经支配不受损害，愈合甚佳，上腹部手术多采用此切口。

3）经腹直肌切口：上下腹左右侧均可采用。在腹直肌内外缘间，距中线 3～4cm 处，切开皮肤、皮下组织、腹直肌前鞘，顺肌纤维方向钝性分离腹直肌，腱划处可用刀切开，出血点予以结扎止血，然后打开腹直肌后鞘和腹膜。此切口易损伤腹壁的肋间神经分支，致腹直肌内侧部分萎缩，影响腹壁的坚韧度。但此切口操作简单，易向上下延长，缝合方便。

4）腹直肌旁切口：沿腹直肌外缘的内侧 1～2cm 处切开，将此腹直肌外缘牵向内侧。该切口损伤较大，应用较少。

（2）斜切口

1）麦克伯尼切口：简称麦氏切口，在脐与右髂前上棘连线中外 1/3 交点处做与上述连线相垂直的斜切口，长 5～8cm，其中 1/3 位于交点上方、2/3 位于交点下方。逐层切开皮肤、皮下组织及腹外斜肌腱膜，钝性分开腹内斜肌及腹横肌、显露腹膜并切开。此切口又称阑尾切口。

2）科克尔切口（Kocher incision）：适用于肝、胆、脾脏等手术。切口起于剑突下 2cm，沿肋缘下 2～3cm 向外伸展，长度可根据手术需要而定，但不宜过长，否则易切断第 8～9 肋间神经分支。腹壁分层的切开，均沿切口方向。

（3）横切口：根据不同脏器手术的要求，切口可选择腹部的不同平面，亦可位于腹壁的一侧或两侧。横行切断腹直肌，必要时可向外延长切断腹外斜肌，使两侧脏器同时显露。此切口与腹壁大部分肌肉张力方向相同，故疼痛少而利于愈合。注意上腹部横切口的两端略向下垂呈凸弧形，可不受肋缘的限制；下腹部切口两端应向上呈凹弧形，则不受髂骨限制并与皮肤皱纹一致。

本手术切口适用于曾多次进行过腹部手术的患者，但损伤大、出血较多、关腹费时，故选择时要慎重。

（4）联合切口

1）腹部联合切口：包括腹部纵切口与斜切口，纵切口与横切口联合应用的成角或 T 字形切口。该切口损伤性大，成角处血液循环较差影响愈合。

2）胸腹联合切口：同时切开胸腔、腹腔和膈肌，广泛显露上腹部内脏的切口。多用于胸部和上腹部的手术。

**3. 切开方法**　切开组织需要使用手术刀，常用的持刀法有四种：执弓式、执笔式、抓持式、反挑式。无论使用何种持刀法，都应使用刀腹部位。切开时，刀腹与组织面要呈垂直方向，不要以刀尖用力刺入组织切开，以免误伤深部脏器、重要的血管和神经。使用任何一种执刀法时，执刀的位置都不应过高或过低，过高控制不稳，过低则影响视线。组织切开要遵循逐层切开的原则。

（1）皮肤的切开：做皮肤切开时，术者以左手拇指和示指固定皮肤使其紧张。右手执手术刀，手术刀刀腹与组织垂直，防止斜切。如需做较长切口时，术者和协助者应以左手固定皮肤切口两侧，协助者用右手手指压住切口上端皮肤，术者右手持刀切开。切开时要注意用刀力量，力求一次切开皮肤全层，使切口呈线状，边缘平滑、整齐。用力过小，拉锯式的反复切割不仅切口不整齐，而且对组织损伤较大，影响切口愈合；切开时也不应用力过猛，以免误伤深部组织。

（2）皮下组织的切开：皮下组织宜与皮肤同时切开，并保持同一长度。切开皮肤和皮下组织后应立即用手术巾掩盖切口周围皮肤，以减少在手术操作过程中器械和手同皮肤接触的机会，从而避免将细菌带入深部组织造成污染。

### （二）显露和分离

手术区充分显露是手术进行的先决条件。手术区显露得充分与否，与患者的体位、切口、照明、麻醉及协助者的协助等因素有密切关系。

分离是显露手术区解剖结构和切除病变组织、器官的重要手术操作。分离应尽量按照正常组织间隙进行，不仅操作容易、出血少，而且不会导致严重的误伤。分离有锐性分离和钝性分离两种。

**1．锐性分离**　必须在直视下进行。动作要准确，精细地用刀刃沿组织间隙做垂直的短距离切开，或用剪刀尖端伸入组织间隙内，不宜过深，然后张开剪柄分离组织，看清楚后再予以剪开。解剖过程中，遇有较大血管时，应用止血钳钳夹，结扎后再切断。锐性分离常用于分离致密组织。

**2．钝性分离**　常用于无重要血管、神经等组织结构的部位，有时可在非直视下进行。用刀柄、血管钳、钝剥离器或手指分离。方法是将这些钝性器械或手指伸入疏松的组织间隙，用适当力量轻轻地逐步推开周围组织，但不应粗暴地勉强分离，否则会引起重要组织结构的损伤或撕裂，造成不良后果。一般适用于正常组织（肌肉、筋膜和腹膜后）间隙的分离和良性肿瘤、疝囊、囊肿包膜外疏松结缔组织的分离等。事实上，在手术过程中两种分离法常灵巧地结合运用。

**3．肌肉的分离**　用手术刀在肌膜上切一小口，再用弯剪深入切口下方，将肌膜与肌肉分开后剪开肌膜。肌膜剪开后，沿肌纤维走行方向钝性分开，必要时亦可与肌纤维走行方向垂直离断。遇有多层肌肉交错走行时，可根据局部解剖特点，按各层纤维方向分开。

**4．打开腹膜的方法**　显露腹膜后，术者和协助者用两把血管钳提起腹膜并交替钳夹，确认没有内脏被夹住时，用刀在两钳间腹膜上纵行切一小口。用两把弯血管钳分别夹住腹膜切口两侧边缘，将其提起。术者用左手示指、中指从腹膜切口处伸入腹腔内以保护内脏，然后用弯钝头剪刀在两指间剪尖向上挑起，分别向两端剪开腹膜。

### （三）止血

手术中完善的止血能减少失血，使手术野显露清晰，有利于手术操作，是保证患者生命安全、减少术后并发症的重要环节。止血一定要正确、迅速、可靠。常用的止血方法有以下几种。

**1．结扎止血法**　结扎止血法分单纯结扎法和贯穿缝合结扎法（贯穿缝扎）两种。

（1）单纯结扎法：系用血管钳钳夹出血点后，再用丝线结扎止血的方法。在采用单纯结扎法结扎止血时要注意：①血管钳放松过早，线结易从组织处脱落；放松过晚则结扎不紧；②深部打结时，先将结扎线绕过钳尖后再打结较为稳妥；③不可将组织提起过高，用力过大，以免线结脱落或组织撕脱。

（2）贯穿缝合结扎法（贯穿缝扎）：适用于较大血管或重要部位组织的结扎。操作方法是：用弯圆针从被结扎的组织中间穿过，绕过一侧，再将缝针从原穿过处穿回，绕过另一侧，并在对侧打结，这种方法结扎牢固不易脱落。在进行贯穿缝扎时要注意针穿过组织时，勿刺破血管，结扎时必须将血管包括在内。

**2．压迫止血及填塞止血法**　压迫止血法适用于找不到明显出血点的毛细血管渗血和出血。如出血范围较小、患者凝血机制正常，一般可用温盐水纱布压迫，促进血液的凝固以达止血的目的。

对于较小面积的渗血，或在异常情况下遇血管出血，一时又无法找到出血部位，患者处于危急情况下时，可用纱布条或活力碘纱条压迫或填塞止血，根据患者出血情况，可在术后 48h，最迟不超过 5d，一次或分次将填塞的纱布条缓慢取出，过早取出可能引发再次出血，过晚则易引起感染。如纱布条取出后仍有出血，再仔细寻找出血点，进行可靠的止血。

**3．电凝止血法**　利用高频感应电流，通过电极棒接触出血点，使组织内的蛋白凝固而达止血目的。此法需用特殊的电灼器，常用的是高频电刀。止血方法有两种，一种是用电凝探头直接接触出血点电凝止血；另一种是将出血点先用血管钳钳夹，将血管钳倒立并不与周围组织接触，用电凝探头末端接触钳柄，通电止血。

此法的优点是止血迅速，组织内不留异物，适用于面积较广的小出血点或不易结扎的渗血。缺点是止血效果不完全可靠，凝固的组织易脱落而再次出血，故不能用于较大血管的止血。

电凝时的火花在遇到乙醚或其他易燃气体时可发生爆炸，如基层医院在乙醚麻醉时应用，麻醉机必须远离电灼器，且应先将麻醉机关闭，以免引起爆炸事故。

**4．局部用药止血法**　局部用药止血法是指在出血点处或渗血处采用止血药物予以压迫或填塞，以达到止血目的。常用的有淀粉海绵、明胶海绵、羧甲基纤维素纱布等，这些止血材料具有可吸收的特点，故能放置于体腔内止血，不必取出。

## （四）结扎

**1．打结**　打结是外科手术技术操作中最重要的基本功之一，用于结扎血管和缝合组织时的结扎等，打结的正确与否，将直接影响手术的效果，甚至可能决定手术的成败。手术时要求结扎准确、用力适当、迅速、敏捷，牢固可靠。

在不同的组织部位打结，要求有相应的、确实可靠的打结方法。仅掌握一种打结方法，不能满足临床需要。临床上因结扎失败，术后滑脱和松解而造成出血的事件时有发生，应引为警戒。

**2．结的种类**

（1）单结：很少用，仅用于为了争取手术时间，准备切除组织的暂时止血。

（2）方结（平结）：亦称真结、标准结。由方向相反的两个单结组成，这种结的特点是愈拉愈紧，不会松解或滑脱，为手术中常用的结，如出血点的结扎及各种组织缝合时的结扎。

（3）三重结：是由三个方向彼此相反的单结构成。打结方法是在方结的基础上，再重复打一个与第二道单结方向相反的单结。特点是更为牢固，但在组织中留的结扎线较多，用于重要的血管的结扎以及肠线的打结。

（4）外科结：打第一个结时重复缠绕两次，然后再打一个与第一个结方向相反的单结。这种结的特点是摩擦力大，用于结扎较大的血管和张力大的组织。

（5）常易产生错误的结有假结和滑结

1）假结（十字结）：由两个方向相同的单结构成，极易滑脱，不应采用。

2）滑结（易脱结）：虽为两个方向相反的单结，但在打结时，由于双手用力不均，只拉紧线的一端，即形成滑结，亦易滑脱，应予以避免。

**3．打结方法**

（1）单手打结法：为最常用的一种方法（图2-0-27），简便、迅速、易于掌握。一般来说，打结时用拇指和示指捏线，用中指和环指打结称为压结，又叫第一单结；用拇指和中指捏线，用示指打结称为扣结，又叫第二单结。

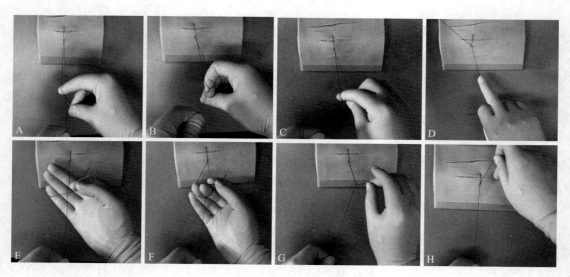

图2-0-27　单手打结法
A～H.单手打结法步骤。

（2）双手打结法：分别用左手和右手进行打结的方法。打结时，如左手拿近心端的线，右手拿远心端的线（左近右远）则先挑后压；如左手拿远心端的线，右手拿近心端的线则先压后挑。

（3）深部打结法：适用于深部和视野较小的部位组织的结扎。特点是结扎线始终保持张力状态，在打第二个单结时第一个单结不易松脱。

（4）持针钳打结法：用持针钳打结，主要用于缝线较短时。打结的方法是：先将持针钳放在长端线的上方，用长端线绕持针钳一圈后，钳夹短端线打一单结；再将持针钳放在长端线的下方，向相反方向绕持针钳一周后，钳夹短端线再打一个方向相反的单结（图2-0-28）。

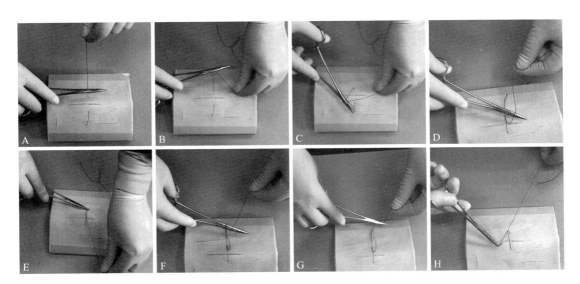

图 2-0-28　持针钳打结法

A～H. 持针钳打结法步骤。

（5）外科结的打法

1）双手打外科结法：左、右手同时打一方向相反的单结，共同组成一个比单结多绕一次的结，然后再用左手或右手打一个与其方向相反的单结即可。

2）用持针器打外科结法：在打第一个结时，在持针器上重复缠绕两圈，然后再打一个与其方向相反的单结即可。

**4．打结注意事项**

（1）单手打方结时，如用右手打结，右手拿近心端的线，则先打第一个单结（压结），然后再打第二个单结（扣结）；如右手拿远心端的线，则先打第二个单结，然后再打第一个单结（压结）。反之，用左手打结亦然。

（2）两手交替打结法：如用右手打的第一个单结是压结，则用左手以同样方式打一个压结，也可以形成方结。反之，左、右手都各打一个扣结也可以形成一个方结。

（3）两次打结的方向必须相反，即两手需交叉打结。

（4）收紧线结时要求三点（两手用力点及结扎点）成一直线，不可成角向上提起，否则易使结扎点撕脱或线结松脱。

（5）打结时用力要均匀，否则易形成滑结。

（6）两手的距离不宜离线结处太远，尤其是深部打结时，可用手指（多用一手示指或双手示指）按压线结的近处，再缓缓拉紧。

（7）用肠线打结时，宜用手打结而不宜用持针器打结，且应打成三重结，以免松脱。

（8）打结的关键是第一个单结结扎要牢固，打第个二单结时第一个单结不应松脱。

## （五）缝合

缝合是将已切开或切断的组织、器官进行对合或重建，是保证组织愈合的基本操作。

**1. 缝合的基本要求**    在愈合能力正常的情况下，愈合是否完善常取决于缝合方法和操作技术是否正确，因此在进行缝合时要注意下述几个基本要求。

（1）选择缝线的拉力应大于组织的张力，但应尽量减少缝线在组织内的数量。

（2）在彻底止血的基础上，按解剖层次的由深至浅，将组织分别对位缝合。

（3）缝合两侧的组织厚度应相等，尤其是在缝合皮肤时，注意勿使皮缘内陷或卷曲。

（4）结扎缝线要松紧适中，以切口紧密相连为度，过紧影响血运且可致组织坏死或割裂、过松则组织不能紧贴对合，均影响组织愈合。

（5）缝合的组织要对齐，创缘应密接，组织间不能留有死腔，避免积血、积液，影响伤口的愈合甚至发生感染。

（6）缝合针距以两针间不发生裂隙为准，例如皮肤的缝合，针距（相邻两针间的距离）以 1.0～1.5cm 为宜，边距（针眼与切口边缘的垂直距离）以 0.5cm 为宜。

（7）对某些愈合能力低或张力大的切口，除一般缝合外，还须加用减张缝合，以加强切口内筋膜层的闭合。针距为 3.0～3.5cm，边距为 2.0～2.5cm。多用于腹部切口，可防止切口裂开和腹腔内脏脱出。

（8）错误的皮肤缝合方法

1）缝合太浅，造成皮下死腔。死腔内可出现积液和积血，不但延迟愈合过程，还可导致感染。

2）缝合太深、太紧，致使皮肤创缘内陷，拆线后易致皮肤裂开。

3）缝合太宽，皮肤创缘对合不正，可造成过度瘢痕。

（9）正确的皮肤缝合方法

1）缝合适当时，皮肤创缘略呈外翻。

2）正常的皮肤对合。

3）对合外翻的皮肤时，可缝合较深。

4）对合内翻的皮肤时，可缝合较多的皮下组织。

5）两侧不对称的皮肤对合时，可使一侧皮下组织缝合较多，另一侧皮下组织缝合较少。

**2. 缝合方法的分类**    缝合的方法很多，但基本上可分为单纯对合缝合法、内翻缝合法、外翻缝合法三大类，每一类又分为间断缝合和连续缝合。

（1）单纯对合缝合法：将切口两侧的组织对正缝合，操作简单。常用的单纯缝合方式有单纯间断缝合和单纯连续缝合两种。腹膜、胃肠道吻合内层的缝合既可以用单纯间断缝合也可用单纯连续对合缝合，但缝合时的距离、深度应尽量相等。连续锁边缝合法也属于此种缝合法。

（2）内翻缝合法：将缝合组织的边缘向内翻入，使缝合组织的外面光滑平整并有良好的对合，多用于胃肠道缝合，可以减少污染和促进愈合。内翻缝合的方式较多，一般来说，胃肠道内层多用连续内翻缝合，外层多用间断内翻缝合。较小的内翻缝合如阑尾切除后的残端，可用荷包法将其埋入。

（3）外翻缝合法：缝合时将组织的边缘向外翻出，使缝合组织的内面保持光滑。用于腹膜缝合时，可以减少肠管、大网膜与腹膜缝合处粘连的机会；用于血管缝合时，可以减少血管内腔血栓的形成，以保证术后血流通畅。此外，还可以用于缝合松弛及皱纹多的皮肤，以免皮肤内卷，影响愈合。

间断缝合法与连续缝合法各有其优缺点。连续缝合法操作省时，缝合比较严密，有较好的止血作用，但存留在组织间的缝线较多，而且一处断裂，缝合处全部松动，易致切口裂开；环形的连续缝合易使吻合口狭窄。间断缝合虽不如连续缝合严密，止血效果差，但没有连续缝合的上述缺点。

### 3. 常用的缝合方法

（1）间断缝合法：又称结节缝合，即每针一结，互不连结。其进针方向与切口方向垂直，每一针均单独打结，操作最为简单。一般多用正缝法，即结扣在上，但有时也用反缝法，即结扣在下。此种缝合方式最常见，如皮肤、皮下、筋膜、神经鞘等处的缝合均采用此法。采用单纯间断缝合法时，根据不同需要，针距选择 0.2～2.0cm，边距选择0.2～1.0cm。优点是当缝线脱落、断裂或伤口部分感染需要拆线引流时，不至于影响整个伤口，故在缝合感染或可能感染的伤口时，多采用此法；缺点是缝合速度较慢。

在采用单纯间断法缝合皮肤时，缝结之间的组织可有微小的裂隙，使渗出物得以排出。

（2）"8"字缝合法：又称双间断缝合、双圈式缝合，其缝线斜交叉成"8"字形。其中，外"8"字缝合法的缝合进针方向与切口垂直，交叉线暴露在外；内"8"字缝合的缝合进针方向与切口呈一定角度，两交叉线包埋在伤口内层。

"8"字缝合多用于筋膜、肌腱等组织的缝合。在缝合肌腱时，可以用多个"8"字或"8"字的变形方式进行缝合。"8"字缝合亦可用于出血点的缝扎止血和张力较大的组织的缝合，比一般的间断缝合更为牢靠。

（3）水平褥式缝合法：又称横褥式缝合，由两个间断缝合连接而成，其两次缝合进针方向与切口垂直，但方向相反，两次间断缝合的边距、深度相同，缝线暴露在外的部分与切口平行。水平褥式缝合属外翻缝合，常用作减张缝合，防止伤口裂开；也可用于血管的吻合，使血管内膜表面光滑，减少血栓形成的机会。

（4）垂直褥式缝合法：属外翻缝合，常用于创缘薄弱的黏膜，松弛、皱纹较多的皮肤、阴囊、经产妇腹部皮肤等的缝合。由一个大针和一个小针间断缝合连续而成，其缝线走行与切口在同一截面上。更适于内卷的创缘，同时，作为减张缝合的方式之一，亦可用于张力较大组织的缝合。

（5）平行褥式缝合法：又称褥垫缝合，其缝合进针方向与切口平行，由一正一反两种缝合方式连接而成。该缝合可使两创缘内翻而使外面保持光滑平整。常用于缝合浆肌层和修补胃肠道小穿孔，在妇产科和泌尿外科中应用较广。

（6）单纯连续缝合法：首先自切口的一端做一间断缝合，再用同一线连接缝合至切口的另一端，用回头线打结。缝合进针方向可与切口垂直，也可以呈一定角度。为使创缘对合整齐，切口两缘之间的边距和深度都应相等。

临床常用此法以肠线缝合腹膜。在患者病情危急、需迅速结束手术时亦可用于缝合腹壁各层。还可用于胃肠道吻合时内层的缝合。

（7）连续锁边缝合法：又称毯边缝合法，缝合方法与单纯连续缝合法基本相似，但在缝合过程中后一针均自前一针长线端内侧缝线所形成的环内穿出，且每缝一针，交叉穿出一次。注意缝好一针后必须拉紧固定，方可缝下一针。

连续锁边缝合创缘对合较好，有较好的止血作用。多用于胃肠道后壁内层的吻合，也可用于腹膜的缝合。在妇产科手术中常用于剖宫产子宫肌层及全子宫切除术后阴道断端的缝合。

（8）荷包缝合法：又称袋口缝合法，如同烟袋荷包周围的系带。方法是围绕开口处做连续缝合，在将开口翻向内面埋没残端的同时，拉紧缝线打结。缝针穿入的深浅视手术需要而定，一般胃肠手术以浆肌层为宜。

荷包缝合根据手术需要又有全荷包和半荷包之分，所谓全荷包是指缝线走行呈一个圆环状；半荷包是指缝线走行呈一个半环状或多半环状。

荷包缝合法属于内翻缝合法的一种，主要用于肠壁上小范围的内翻，如阑尾残端的包埋，可以减少污染和促进愈合，并使暴露面保持光滑。在妇产科手术中适用于阔韧带上的小孔、断端的包埋；在泌尿外科手术中，常用于膀胱壁上小孔的缝合。

（9）皮内缝合：又称表皮下缝合法，分皮内间断缝合法和皮内连续缝合法。

1）皮内间断缝合法：自切口一端进针，做皮内的单纯间断缝合使皮肤对合，线结打于皮内皮下，可不拆线，缝至切口的另一端时最后一针可做单纯间断缝合，此线在伤口愈合后拆除。

2）皮内连续缝合法：自切口一端进针，做单纯间断缝合，然后穿入皮内做单纯连续缝合。为防止第一针缝合张力过大，可于缝线和皮肤间垫一小块纱布以减张；也可将缝线结扎于一小块纱布团上后直接进入皮内做单纯连续缝合，缝至切口另一端后缝线自皮肤穿出打结。拆线时将两侧缝线剪断，抽拉一端即可将全部缝线拆除。

皮内缝合法的优点是缝线不穿过皮肤表面，创面不显露针眼，对合良好，拆线简便，可期愈合后遗留最小瘢痕。在做需要考虑到美观的手术或需要整齐、无张力、短切口的整复手术时，常用此类缝合方法。但皮内缝合技术要求较高，个别对缝线易感者，有发生皮肤破溃、排出缝线的可能，也偶有在拆线时发生断线者。如对位不准或发生皮肤溃破时，可能造成更大的瘢痕，应该予以注意。

（10）腹壁减张缝合：减张缝合旨在减低切口张力的缝合。切口的张力主要发生于有组织缺损或内部压力增高时。由于张力较大，常导致缝合困难，如勉强缝合常因张力过大而发生切口裂开或其他严重并发症，因此减张缝合应用较广。

临床常用银丝或不锈钢丝作减张缝线，缝线通常不应穿透腹膜，只缝合腹膜外各层组织。针距一般为 3.0~3.5cm，边距一般为 2.0~3.5cm。

此外，垂直褥式等缝合方法亦可用于减张缝合。临床常用丝线或尼龙线作垂直褥式缝合的减张缝线，结扎缝线时应套一个略长于皮肤两侧针眼距离的硬橡皮管，以免割裂皮肤。

## （六）剪线

结扎或缝合完毕后，术者将缝线双尾靠拢并与组织垂直，轻轻拉紧，不要挡住剪线者的视线。剪线者将剪刀尖端稍微张开，沿拉紧的结扎线滑至结扣处，剪刀头略向上倾斜，在直视下剪断缝线，倾斜度大则线头留的长，倾斜度小则线头留的短。

所留线头的长短视结扎物和结扎线而异，一般来说，皮肤缝线的线头可留 8~10mm、细肠线的线头可留 3~4mm、粗肠线的线头宜留 5mm 或更长、不锈钢丝的线头宜留 5~6mm。总之，细线可留得短一些，粗线可留得长一些。在重要部位，为了安全，线头通常留得稍长一些。

## （七）引流

**1．目的**
（1）保证缝合部位的良好愈合，减少并发症的发生。
（2）防止感染扩散，促使炎症早日消退。

**2．适应证**　不必要的引流会增加感染和切口疝发生的机会，因此应严格掌握适应证，一般在下列情况下，需要引流：

（1）切口内或手术区渗血未能彻底制止，估计有继续渗血可能的，尤其是有形成残腔可能的。在切口内或手术区放置引流物，可以排出渗血、渗液，以免血肿、积液形成或继发感染，如广泛粘连的巨大脾脏切除术后的引流。一般须引流 24~48h。

（2）切口污染严重，经过冲洗等一般伤口处理后，评估仍不能控制感染时，应在切口内放置引流物，使初期切口内反应性渗出液能够排出，以免继发感染。一般须引流 24~72h。

（3）肝、胆、胰和泌尿系统手术后，评估有胆汁、胰液或尿可能从缝合处渗漏时，可在腹腔内或腹膜外间隙放置引流物，将有刺激性或已感染的液体排出体外，防止炎症扩散。胃肠道缝合或吻合时，估计操作不够满意或有吻合口漏可能的，需考虑在腹腔内或腹膜后放置引流物，一般须引流 5~7d。

（4）积脓、积液切开后，放置引流物，可使继续形成的脓液或分泌物不断排出，使脓腔或液腔逐渐缩小而愈合。

（5）放置引流物还可以减压。如胸部手术后放置胸腔闭式引流管，除了排气、排液外，还有利于肺的膨胀；胆道或膀胱手术后放置引流管，可减低管道内压力，促进切口的愈合。

必须指出，放置了引流物并不等于就达到了引流的目的。为了充分发挥引流的作用，还必须正确掌握各种引流物的作用和使用方法。术后要密切观察每日引流的情况，详细记录引流液的量及性质，以便了解病情的变化。

**3．引流物的种类**
（1）乳胶条引流：由废手套制成，一般用于浅部切口或小量渗液的引流，深部引流不宜采用。

（2）纱布条引流：用纱布折卷而成，常用于较小的化脓性伤口。其中，凡士林纱布引流，适用于较大的脓腔。

（3）烟卷式引流：以纱布卷套入乳胶管制成，类似"卷烟状"，表面光滑。使用时放入组织内的一端可剪开 2～3 个小侧孔，以利引流。这种引流物柔软，对组织损伤小，适用于腹腔内或深部组织内的引流，拔出时也较方便。

（4）管状引流：由各种不同粗细的橡胶管或塑料管制成，常用的有橡胶管、硅胶管、导尿管、T 形管等，根据不同部位的引流需要而选用。适用于胸腔、腹腔以及各种空腔脏器，如膀胱、胆道、胆囊等的引流。

（5）双腔管引流：由两根粗细不同的塑料管制成。在粗管一端剪 4～5 个小侧孔，然后将细管套入粗管内，其末端不能超过粗管头，再用缝针缝合于粗管的另一端打结、固定。使用时，将细管连接于持续性吸引器上吸引；同时，在细管上也剪数个侧孔，将粗管套入细管外，细管末端不能超过粗管末端，用丝线将细管缝合于粗管的另一端，打结固定。由于粗细管之间有空隙，允许空气进入，因而不会吸引周围组织，从而保证引流通畅。常用于腹腔内脓液较多时或胃、肠、胆、胰瘘的引流。

**4．注意事项**

（1）引流物的大小和类型必须适当：引流物的选择应根据适应证、引流物的性能和引流量来决定。

（2）引流物放置的部位必须正确：一般脓腔和体腔的引流物应尽可能放在较"低"的部位和接近需要引流的部位，但不要直接压迫血管、神经和脏器，以防发生出血、麻痹或胃肠道瘘等并发症；切口内的引流物应放在切口较低的一端；体腔内的引流物最好不要经过手术切口，以免发生感染、切口裂开或切口疝，应在其旁另作一小口引出。

（3）引流物必须固定：不论深、浅部位的引流，都应在体外固定，以防滑脱、落入体腔或伤口内，可用别针或缝线固定之。

（4）引流物必须保持通畅：放置引流物时，需要保持直接引流，不要受压或扭曲。如怀疑有堵塞时，可松动引流物或用生理盐水轻轻冲洗引流管。

（5）引流物必须详细记录：手术时放置引流物的类型、数目和部位都需一一详细记录。引流物取出的时间除根据不同引流适应证外，主要还须根据引流出的液体量来决定。引流物拔除时应先予以轻轻松动或稍加旋转，使之与周围粘连组织分离，然后向外拔出。如遇阻碍，切不可用力猛拔，可等待次日再行取出。取出的引流物，要与病历记录结果核对，并在病历上注明。

## 任务实施

左前臂脂肪瘤切除术操作流程见表 2-0-13。

表 2-0-13　左前臂脂肪瘤切除术操作流程

| 操作步骤 | 操作内容 | 注意事项 |
|---|---|---|
| 评估 | 评估患者病情、手术部位皮肤状况、心理状态及合作程度 | |
| 沟通 | 交代手术治疗的必要性，了解患者疼痛的耐受程度等，得到患者的理解，签署麻醉及手术同意书 | |
| 手术人员准备 | （1）换穿手术室准备的洗手衣裤和鞋，戴好口罩及帽子，剪短指甲<br>（2）常规外科手消毒<br>（3）穿手术衣，戴无菌手套 | 皮肤破损有化脓感染者，不能参与手术 |
| 摆放患者体位 | 取仰卧位，充分暴露手术部位 | 其他病例根据病情选择体位，以患者舒适、医者便于操作为宜 |
| 手术区域皮肤消毒、铺巾 | （1）用纱布蘸取碘伏消毒液，以患者左前臂切口为中心常规消毒左上肢皮肤 3～4 次，范围：上至左侧肘关节水平，下至整个左手，中间包括整个左前臂周围的区域<br>（2）以患者左前臂切口为中心常规铺手术巾单，切口边缘应以手术孔巾遮盖，并用巾钳或缝线固定，仅显露手术切口。有条件时切口周围可以粘贴无菌塑料薄膜 | |
| 手术过程 | （1）手术开始前清点器械、敷料数量，手术结束时再次核对器械、敷料数量无误后，才能关闭切口，以免异物遗留，产生严重后果<br>（2）做皮肤切口以及缝合皮肤前，需用 75% 医用酒精再涂擦消毒皮肤一次<br>（3）局部用利多卡因浸润麻醉<br>（4）手术切口应选择平行于左前臂长轴方向，切口长 1～2cm，注意避开重要神经和血管<br>（5）采用执笔式持手术刀，一次性切开切口处皮肤并用纱布压迫片刻止血，协助者用皮肤拉钩暴露清楚手术野。术者小心、仔细地分离皮下组织，找到病变组织后用组织钳夹住固定瘤体，锐性及钝性分离组织，如有包膜，则连同瘤体一起完整切除<br>（6）瘤体切除后充分止血，标本送病理检查，清点器械、纱布无误后，逐层缝合皮下组织。再次消毒皮肤后，用可吸收线内缝合皮肤切口，缝合后的切口覆盖固定无菌敷料或敷贴 | 参观手术人员不得超过 2 人 |
| 术后整理 | （1）协助患者整理衣物，观察患者术后有无不良反应；交代患者及家人术后注意事项及复诊时间；嘱患者保持敷料干燥，避免打湿。患肢避免过度活动，叮嘱患者术后换药时间<br>（2）清理手术用物。再次手消毒后完成手术记录<br>（3）当天全部手术完毕后，应彻底擦拭地面，清理污物、敷料、杂物和手术用物。手术室用乳酸消毒法消毒：每 100m³ 空间用 80% 乳酸溶液 12ml，加热蒸发后，紧闭门窗 30min 后再打开通风。或每立方米空间用 40% 甲醛溶液 2ml 加高锰酸钾 2g 熏蒸，封闭 12h 后通风。最后，以紫外线消毒手术室空气 | |

## 任务评价

手术基本操作任务学习自我检测单见表 2-0-14。

表 2-0-14　手术基本操作任务学习自我检测单

| 姓名 | | 专业 | | 班级 | | 学号 | |
|---|---|---|---|---|---|---|---|
| 理论知识 | 手术基本操作的要点： | | | | | | |
| | 病情判断结果： | | | | | | |
| 操作实施 | 手术操作流程： | | | | | | |

（夏　岚　赵　敏）

---

## 任务八
# 清创术

## 任务目标

1. **素质目标**　具有爱伤意识和医者仁心的职业素养，进一步树立无菌观念。
2. **知识目标**　掌握处理污染伤口的手术方法。
3. **能力目标**　能根据伤口污染程度，对常见外伤伤口进行初步处理和后续指导。

## 任务导入

王某，男性，35 岁，12h 前发生右小腿外侧软组织挫裂伤，受伤后立刻送至医院急诊。检查发现伤口污染严重，伤口边缘不整，需要立刻进行清创处理。

要求：请为伤者进行初步处理。

## 相关理论知识

### （一）基本概念

清创术是外科手术的一个常见临床操作，是用手术的方法处理污染伤口，为伤口的良好愈合创造条件。

**1．适应证**　具备以下条件者的开放性损伤可视为新鲜伤口，应该争取清创后一期缝合。

（1）伤后 6～8h 以内者。

（2）伤口污染较轻，不超过伤后 12h 者。

（3）头面部伤口，一般在伤后 24～48h 以内者。

**2．禁忌证**　化脓感染伤口。

### （二）伤情判断

1．开放性损伤的伤口清创时间越早越好，伤后 6～8h 内（伤口污染轻）清创一般都可达到一期愈合（头面部的伤口，一般在伤后 24～48h 以内）。

2．如果开放性损伤的伤口污染较重或处理时间已超过 8～12h，但尚未发生明显感染时，皮肤的缝线可暂不结扎，在伤口内留置盐水纱布条引流；引流 24～48h 后伤口仍无明显感染者，可将缝线结扎使创缘对合（延期缝合）。

3．若不能满足以上 2 个条件，则只清创不缝合，放置引流条引流。

4．清创术后应给予患者注射破伤风抗毒素（tetanus antitoxin，TAT）或破伤风免疫球蛋白（tetanus immunoglobulin，TIG），并根据伤情给予合适的抗生素治疗。

### （三）清创操作过程

**1．操作前准备**　准备一个无菌清创缝合手术包，内容包括：血管钳、持针器、镊子（有齿及无齿镊）、缝合线、剪刀、皮肤牵开器等。另外，准备缝合针（圆针和三角针）、碘伏消毒液、局麻药、生理盐水、过氧化氢、盐水纱条、乳胶引流片、纱布、棉垫、绷带、胶布等。

**2．清创操作过程**（图 2-0-29）

（1）手术者常规洗手，戴手套。

（2）清洗去污

1）用无菌纱布覆盖伤口区域皮肤。

2）剪去伤口周围的毛发，用肥皂水或松节油除去伤口周围的污垢油渍。用肥皂水刷洗伤口周围皮肤。

3）用生理盐水清洗创口周围皮肤至少 3 次。

4）消毒伤口周围皮肤，去除覆盖伤口的无菌纱布，用生理盐水及 3% 过氧化氢溶液

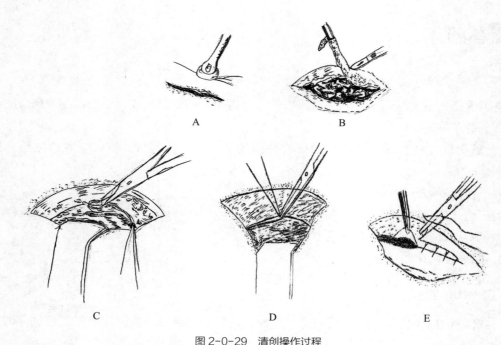

图 2-0-29　清创操作过程

A.清创和消毒；B.切修创缘皮肤；C.清除异物和失活组织；D.彻底止血；E.缝合。

反复清洗伤口，初步检查伤口内情况，判断下一步处理方式。

（3）伤口的处理

1）铺无菌巾，换手套，穿无菌手术衣。

2）伤口周围局部麻醉后，检查伤口，尽可能清除异物和血凝块。

3）切除失去活力的组织。

4）必要时可扩大伤口，以便处理深部创伤组织。

5）伤口内彻底止血。

6）最后再次用无菌生理盐水和 3% 过氧化氢溶液反复冲洗伤口。

（4）缝合伤口

1）更换手术单、器械和手术者手套。

2）按组织层次缝合创缘。

3）污染严重或留有死腔的伤口应放置引流物或延期缝合皮肤。

（5）伤口区域皮肤覆盖无菌纱布或棉垫，以胶布固定。

## 任务实施

清创术操作流程见表 2-0-15。

表 2-0-15　清创术操作流程

| 操作步骤 | 操作内容 | 注意事项 |
|---|---|---|
| 评估 | 评估患者病情、手术部位皮肤状况，患者心理状态及合作程度 | |
| 沟通 | 向患者交代手术治疗的必要性，了解患者的疼痛耐受程度等，得到患者的理解，签署麻醉及手术同意书 | 态度和蔼 |
| 准备 | （1）仪表端庄，服装整洁，指甲修剪<br>（2）戴帽子、口罩（头发、鼻孔不外露），手和手臂消毒，戴手套<br>（3）物品准备：无菌清创缝合手术包一个，内容包括血管钳、持针器、镊子（有齿及无齿镊）、缝合线、剪刀、皮肤牵开器等。另外，准备缝合针（圆针和三角针）、碘伏消毒液、局麻药、生理盐水、3% 过氧化氢溶液、生理盐水纱条、乳胶引流片、纱布、棉垫、绷带、胶布等 | 根据伤情选择所需物品 |
| 摆放患者体位 | 取仰卧位，充分暴露手术部位 | 其他病例根据病情选择体位，以患者舒适、术者便于操作为宜 |
| 检查伤口 | （1）用无菌纱布覆盖伤口区域皮肤，剪去伤口周围毛发，用松节油除去伤口周围的污垢油渍。然后，用肥皂水刷洗伤口周围皮肤，再用生理盐水冲洗 3 次<br>（2）移去伤口处的无菌纱布，用生理盐水及 3% 的过氧化氢溶液反复清洗伤口，初步检查伤口后判断下一步的处理方式 | 伤情判断要准确无误 |
| 消毒 | 术者脱手套，常规手消毒。用碘伏消毒伤口周围皮肤 3~4 次，操作规范，消毒顺序、范围正确，消毒后铺孔巾 | 严格遵守无菌原则 |
| 清理创口 | （1）术者进行手和手臂消毒，戴无菌手套，穿无菌手术衣<br>（2）用利多卡因注射液沿伤口行局部浸润麻醉<br>（3）修剪不健康的创缘皮肤，尽可能去除可能存在的异物、血凝块及失活组织<br>（4）必要时可扩大伤口，以便处理深部创伤组织<br>（5）伤口内彻底止血<br>（6）用无菌生理盐水和 3% 的过氧化氢溶液反复冲洗伤口后再次用生理盐水冲洗干净 | 询问伤者是否有头晕、恶心、呕吐等不适情况，观察伤者是否出现局部麻醉的不良反应并及时处理 |
| 覆盖敷料 | （1）用乳酸依沙吖啶纱布 / 纱条填塞创口<br>（2）伤口暂时不予缝合，用无菌纱布或棉垫覆盖后以胶布固定 | |
| 术后整理 | （1）清理手术用物<br>（2）协助患者整理衣物，嘱患者保持敷料干燥，避免被打湿，患肢避免过度活动，叮嘱患者术后换药时间<br>（3）再次手消毒，做好手术记录<br>（4）及时为患者注射 TAT，并根据伤情及早为患者使用抗生素预防感染 | |

## 任务评价

清创术任务学习自我检测单见表 2-0-16。

表 2-0-16　清创术任务学习自我检测单

| 姓名 | | 专业 | | 班级 | | 学号 | |
|---|---|---|---|---|---|---|---|
| 理论知识 | 伤情判断的要点： | | | | | | |
| | 伤情判断结果： | | | | | | |
| 操作实施 | 清创术操作流程： | | | | | | |

（夏　岚　赵　敏）

项目二　基本操作教学课件

项目三

# 心电图检查

任务一

# 正常心电图

## 任务目标

1. **素质目标**　具有医者仁心的职业素养。
2. **知识目标**　掌握心电图检查的内容和注意事项。
3. **能力目标**　能够熟练进行心电图检查并对结果进行正确判读。

## 任务导入

曾某，男性，37岁，常规体检，拟行心电图检查。

要求：① 完成心电图检查；② 告知患者检查结果并解读。

## 相关理论知识

正常心电图波形特点（图3-0-1）和正常值如下。

1. **P波**　代表心房肌除极的电位变化。

P波的形态在大部分导联呈钝圆形，可有轻度切迹。常见P波变化形态：P波方向在Ⅰ、Ⅱ、aVF、$V_4 \sim V_6$ 导联向上，aVR导联向下，其余导联呈双向、倒置或低平均可；在心电图上，正常人P波时间一般<0.12s，P波振幅在肢体导联一般<0.25mV，胸导联一般<0.2mV。

2. **P-R间期**　从P波的起点至QRS波群的起点，代表心房开始除极至心室开始除极的时间。正常人的P-R间期为0.12~0.20s。

3. **QRS波群**　代表心室肌除极的电位变化。正常成年人的QRS时间<0.12s，多数在0.06~0.10s。

（1）在肢体导联，Ⅰ、Ⅱ导联的QRS波群主波一般向上。aVR导联的QRS波群主波向下，可呈QS、rS、rSr′或Qr型。aVL与aVF导联的QRS波群可呈qR、Rs或R型，也可呈rS型。正常人aVR导联的R波一般<0.5mV，Ⅰ导联的R波<1.5mV，aVL导联的R波<1.2mV，aVF导联的R波<2.0mV。

（2）在胸导联，正常人 $V_1$、$V_2$ 导联多呈rS型，$V_1$ 的R波一般不超过1.0mV。$V_5$、$V_6$ 导联QRS波群可呈qR、qRs、Rs或R型，且R波一般不超过2.5mV（图3-0-1）。6个肢体导联的QRS波群振幅（正向波与负向波振幅的绝对值相加）一般不应都<0.5mV，6个胸导联的QRS波群振幅（正向波与负向波振幅的绝对值相加）一般不应都<0.8mV。

（3）正常人的Q波时间<0.04s（aVR导联例外），Q波振幅小于同导联中R波的1/4。正常人 $V_1$、$V_2$ 导联不应出现Q波，但偶尔可呈QS波。

4. **ST段**　自QRS波群的终点至T波起点间的线段，代表心室缓慢复极过程。在正常心电图中，ST段多为一等电位线，有时亦可有轻微偏移，但在任一导联，ST段下移

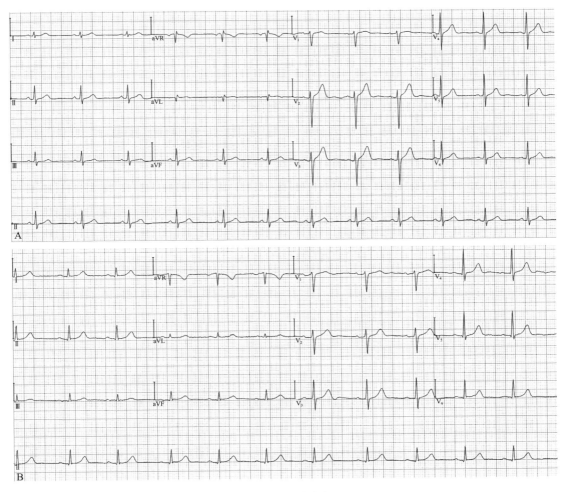

图 3-0-1　正常心电图

一般不超过 0.05mV；ST 段上抬在 $V_1 \sim V_2$ 导联一般不超过 0.3mV，$V_3$ 不超过 0.5mV，在 $V_4 \sim V_6$ 导联及肢体导联不超过 0.1mV。

5．J点　QRS 波群的终末与 ST 段起始的交接点称为 J 点。J 点大多在等电位线上，通常随 ST 段的偏移而发生移位。

6．T波　代表心室快速复极时的电位变化。T 波方向在 I 、II 、$V_4 \sim V_6$ 导联向上，aVR 导联向下，III 、aVL、aVF、$V_1 \sim V_3$ 导联可以向上、双向或向下。一般情况下，T 波的方向大多与 QRS 主波的方向一致；T 波振幅一般不应低于同导联 R 波的 1/10（III 、aVL、aVF、$V_1 \sim V_3$ 导联除外）。

7．QT间期　指 QRS 波群的起点至 T 波终点的间距，代表心室肌除极和复极全过程所需的时间。心率在 60 ～ 100 次 /min 时，QT 间期的正常范围为 0.32 ～ 0.44s。

8．u波　代表心室后继电位，u 波方向大体与 T 波相一致。

## 任务实施

心电图检查技术操作流程见表 3-0-1。

表 3-0-1  心电图检查技术操作流程

| 检查步骤 | | 操作内容 | 注意事项 |
|---|---|---|---|
| 检查前准备 | 器物准备 | 诊断床一张、心电图机一个、消毒酒精棉球若干、镊子一副、记录笔一支、医疗垃圾袋一个 | 1. 做心电图前，患者需平静休息 20min，不宜饱食、抽烟、空腹，以免导致心电图异常<br>2. 将手表、手机、钥匙等含金属物质的器物从被检查者身体取下，防止干扰心电图机工作<br>3. 被检查者仰卧放松，不要移动体位，不说话，不接听电话<br>4. 心电图诊断需结合临床资料，需追踪观察心电图<br>5. 医疗垃圾分类处理 |
| | 环境准备 | 光线充足，室温及手温适宜 | |
| | 检查者准备 | （1）仪表端庄，服装整洁，指甲修剪<br>（2）体检前告知被检查者检查目的<br>（3）检查前快速手消<br>（4）站于被检查者右侧 | |
| | 被检查者准备 | 取仰卧位 | |
| 检查实施 | 胸导联连接 | （1）胸导联包括 $V_1 \sim V_6$ 导联。$V_1$ 位于胸骨右缘第 4 肋间；$V_2$ 位于胸骨左缘第 4 肋间；$V_3$ 位于 $V_2$ 与 $V_4$ 两点连线的中点；$V_4$ 位于左锁骨中线与第 5 肋间相交处；$V_5$ 位于左腋前线与 $V_4$ 同一水平处；$V_6$ 位于左腋中线与 $V_4$ 同一水平处。后胸壁导联 $V_7$、$V_8$、$V_9$ 安放于 $V_4$ 水平线与腋后线、左肩胛线及脊柱左缘的交点<br>（2）小儿心电图或诊断右心病变（例如右室心肌梗死）有时需要选用 $V_{3R} \sim V_{6R}$ 导联，电极放置在右侧胸部与 $V_3 \sim V_6$ 对称处 | |
| | 肢体导联连接 | （1）肢体导联包括标准肢体导联 I、II、III，以及加压肢体导联 aVR、aVL、aVF<br>（2）肢体导联的电极主要放置在右臂（R）、左臂（L）、左腿（F） | |
| | 操作心电图机 | 打印心电图 | |
| | 判读心电图 | 结合相关临床知识进行判读 | |
| 检查后整理 | | （1）检查结束后告知被检查者检查结果（是否正常）<br>（2）协助被检查者整理衣物，感谢被检查者配合<br>（3）快速手消 | |

## 任务评价

心电图检查任务学习自我检测单见表 3-0-2。

表 3-0-2  心电图检查任务学习自我检测单

| 姓名 | | 专业 | | 班级 | | 学号 | |
|---|---|---|---|---|---|---|---|
| 理论知识 | 如何判断窦性心律： | | | | | | |

续表

| 理论知识 | 正常成年人的 QRS 时间： |
| --- | --- |
| 检查实施 | 请对心电图进行判读：<br>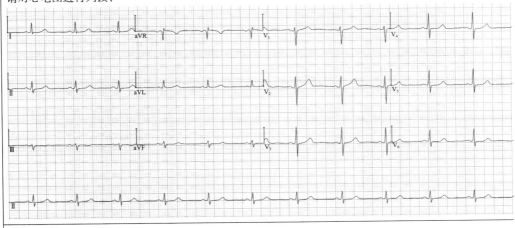<br>判读结果： |

（朱秀华　黄　波）

任务二

# 窦性心律失常

## 任务目标

1. **素质目标**　具有医者仁心的职业素养。
2. **知识目标**　掌握心电图检查的内容和注意事项。
3. **能力目标**　能够熟练进行心电图检查并对结果进行正确判读。

## 任务导入

陈某，女性，57 岁，偶感心悸 2 个月就诊，拟行心电图检查。

要求：① 完成心电图检查；② 告知患者检查结果并解读。

## 相关理论知识

**1. 窦性心律** 起源于窦房结的心律称为窦性心律。正常人窦性心律的频率呈生理性波动，静息心率的正常范围一般定义为 60~100 次 /min。

心电图表现：P 波规律出现，且 P 波形态表明激动来自窦房结（窦性 P 波在 I、II、aVF、$V_4$~$V_6$ 导联向上，aVR 导联向下）。

**2. 窦性心律失常** 包括窦性心动过缓、窦性心动过速、窦性心律不齐、窦性停搏、病态窦房结综合征。

（1）窦性心动过缓：成人窦性心律频率<60 次 /min（图 3-0-2）。

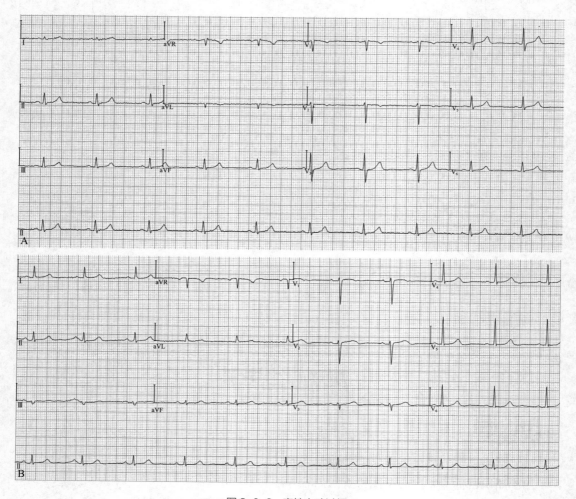

图 3-0-2 窦性心动过缓

心电图表现：P 波规律出现，且 P 波形态表明激动来自窦房结，但频率<60 次 /min。

窦性心动过缓可见于运动员的正常心率。窦房结功能障碍、颅内压增高、甲状腺功能减退、服用某些药物（例如 β 受体阻滞剂）等亦可引起窦性心动过缓。

（2）窦性心动过速：成人窦性心律频率>100 次 /min（图 3-0-3）。

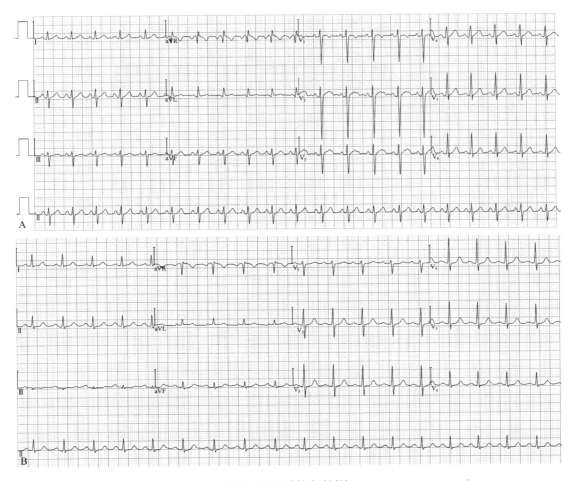

图 3-0-3 窦性心动过速

心电图表现：P 波规律出现，且 P 波形态表明激动来自窦房结，但频率>100 次 /min。窦性心动过速时，P-R 间期及 QT 间期相应缩短，有时可伴有继发性 ST 段轻度压低和 T 波振幅降低。

健康人运动和情绪紧张可引起心动过速。酒、茶、咖啡和药物（如异丙肾上腺素和阿托品）常引起窦性心动过速。在病理状态下常见的病因为发热、低血压、缺氧、心功能不全、贫血、甲状腺功能亢进和心肌炎。

## 任务实施

心电图检查技术操作流程见表 3-0-1。

## 任务评价

心电图检查任务学习自我检测单见表 3-0-3。

表 3-0-3　心电图检查任务学习自我检测单

| 姓名 | 专业 | 班级 | 学号 |
|---|---|---|---|
| 理论知识 | 窦性心动过缓常见于哪些疾病： | | |
| | 窦性心动过速的心电图表现： | | |
| 检查实施 | 请对心电图进行判读：<br> | | |
| | 判读结果： | | |

（朱秀华　李　松）

# 室上性心律失常

## 任务目标

1．**素质目标**　具有医者仁心的职业素养。
2．**知识目标**　掌握心电图检查的内容和注意事项。
3．**能力目标**　能够熟练进行心电图检查并对结果进行正确判读。

## 任务导入

田某，男性，55 岁，阵发性心悸 2 个月就诊，拟行心电图检查。
要求：① 完成心电图检查；② 告知患者检查结果并解读。

## 相关理论知识

室上性心律失常包含有房性心律失常和交界性心律失常。从解剖学角度，心脏的冲动来源于心室之上。

心电图可表现出房性期前收缩、交界性期前收缩、室上性心动过速、心房扑动、心房颤动、交界性逸搏等异常。

1．**房性期前收缩**　心电图表现：① 异位 P′ 波，其形态与窦性 P 波不同；② P′-R 间期 >0.12s；③ 大多为不完全性代偿间歇，即期前收缩前后两个窦性 P 波的间距小于正常 P-P 间距的两倍。（图 3-0-4）

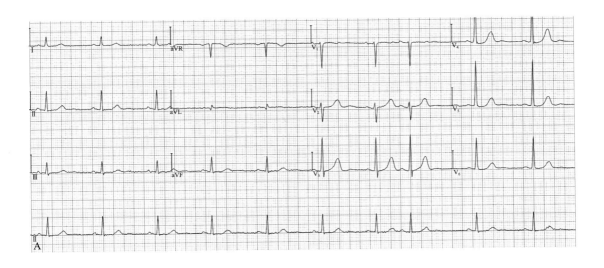

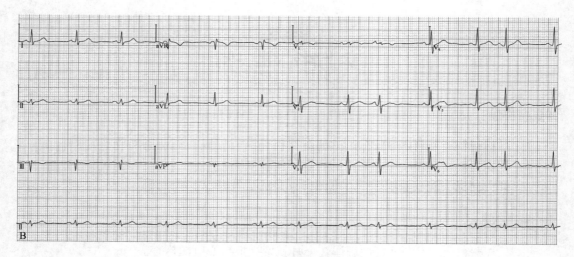

图 3-0-4　房性期前收缩

　　P′ 波的 QRS 波群有三种可能：① 与窦性心律的 QRS 波群相同；② 因心室内差异性传导出现宽大畸形的 QRS 波群（多呈右束支阻滞图形），称房性期前收缩伴室内差异性传导；③ 发生很早的 P′ 波（有时重叠于前面的 T 波上），由于不能下传心室，故 P′ 波后无 QRS 波群，称为未下传的房性期前收缩。

　　当窦性或室上性激动通过、抵达心室，此时心室内传导组织尚未完全恢复应激与传导功能，因而传导路径发生异常，使心室除极过程有所改变，以致在心电图上出现宽大畸形的 QRS 波群，称为室内差异传导。（图 3-0-5）

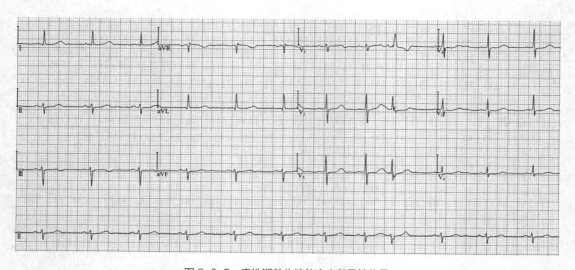

图 3-0-5　房性期前收缩伴室内差异性传导

　　**2. 室上性心动过速**　分为房性以及与房室结性的心动过速，但常因 P′ 不易辨别，故统称为室上性心动过速（室上速）。心电图表现：① 发作时有突发、突止的特点，频率一般在 160 ~ 250 次 /min，节律快而规则；② QRS 形态一般正常（伴有束支阻滞或室内差异性传导时，可呈宽 QRS 波心动过速）；③ 常伴有继发性 ST-T 段改变。（图 3-0-6）

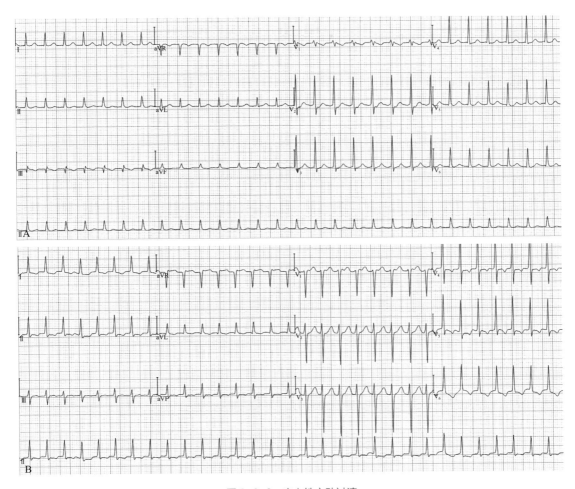

图 3-0-6　室上性心动过速

　　临床上最常见的室上性心动过速类型为预激旁路引发的房室折返性心动过速（AV reentry tachycardia，AVRT）以及房室结双径路引发的房室结折返性心动过速（AV nodal reentry tachycardia，AVNRT）。房性心动过速包括自律性心动过速和房内折返性心动过速两种类型，多发生于器质性心脏病的基础上。

　　3．**心房扑动**　心电图表现：① 正常 P 波消失，代之以快速、整齐、大小一致、规律的扑动波（F 波），等电线消失；② 房扑波的频率为 250 ~ 350 次 /min；③ F 波与 QRS 波群多呈 2∶1 或 4∶1。（图 3-0-7）

　　4．**心房颤动**（atrial fibrillation，AF）　心电图表现：① 正常 P 波消失，代以大小不等、形状各异的颤动波（f 波），通常以 $V_1$ 导联最明显；② 房颤波的频率为 350 ~ 600 次 /min；

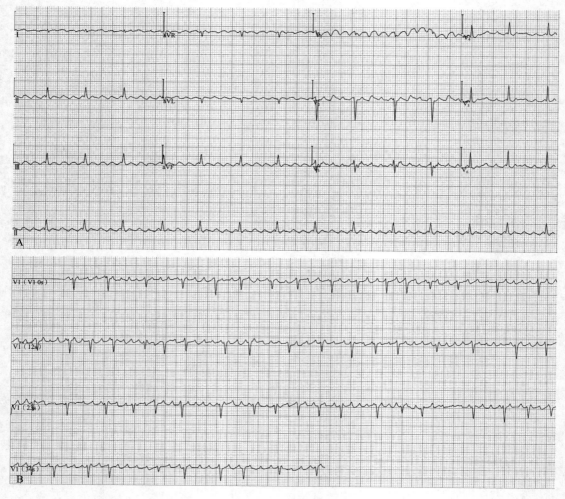

图 3-0-7　心房扑动

③ RR 绝对不齐，QRS 波一般不增宽；④ 若前一个 RR 间距偏长而与下一个 QRS 波相距较近，易出现一个增宽变形的 QRS 波，此时可能是房颤伴有室内差异传导，并非室性期前收缩，应注意进行鉴别。( 图 3-0-8 )

　　心房颤动时，如果出现 RR 绝对规则且心室率缓慢提示发生完全性房室传导阻滞。

　　心房颤动是一种临床常见的心律失常。心房颤动可以是阵发性或持续性的，大多发生在器质性心脏病的基础上，多与心房扩大、心肌受损、心力衰竭等有关。房颤时整个心房失去协调一致的收缩，心排血量降低，易形成附壁血栓。

### 任务实施

　　心电图检查技术操作流程见表 3-0-1。

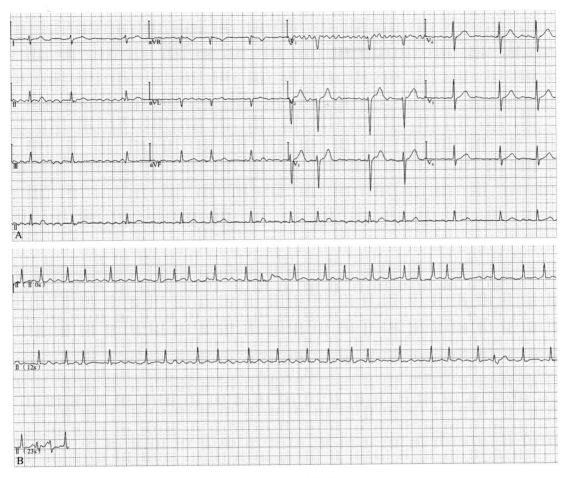

图 3-0-8　心房颤动

## 任务评价

　　心电图检查任务学习自我检测单见表 3-0-4。

表 3-0-4　心电图检查任务学习自我检测单

| 姓名 | 专业 | 班级 | 学号 |
|---|---|---|---|
| 理论知识 | 心房颤动的心电图特点： | | |

续表

| | |
|---|---|
| 理论知识 | 室上性心动过速的心电图特点：<br><br><br>房性期前收缩的心电图特点： |
| 检查实施 | 请对心电图进行判读：<br>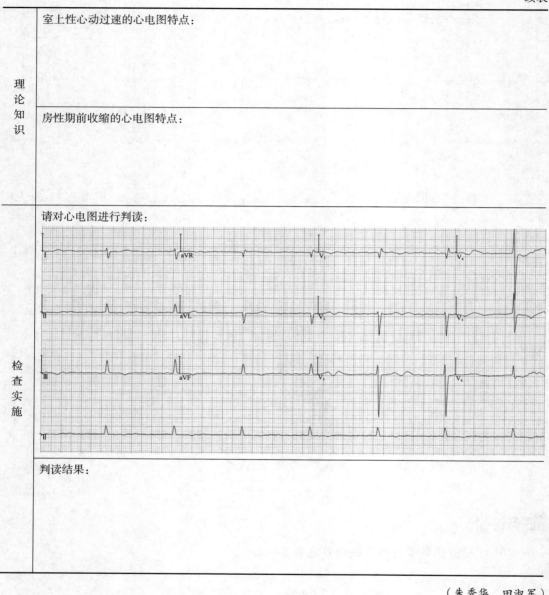<br>判读结果： |

（朱秀华　田淑军）

---

任务四

# 室性心律失常

## 任务目标

1. **素质目标**　具有医者仁心的职业素养。

2．**知识目标**　掌握心电图检查的内容和注意事项。

3．**能力目标**　能够熟练进行心电图检查并对结果进行正确判读。

## 任务导入

周某，男性，67 岁，频发心悸 3d 就诊，拟行心电图检查。

要求：① 完成心电图检查；② 告知患者检查结果并解读。

## 相关理论知识

室性心律失常的心电图可表现为室性期前收缩、室性心动过速、心室扑动、心室颤动，冲动起源于心室。

1．**室性期前收缩**　心电图表现：① QRS-T 波前无 P 波或无相关的 P 波；② QRS 形态宽大畸形，时限通常＞0.12s，T 波方向多与 QRS 的主波方向相反；③ 表现为完全性代偿间歇，即期前收缩前后的两个窦性 P 波间距等于正常 P-P 间距的两倍。（图 3-0-9、图 3-0-10）

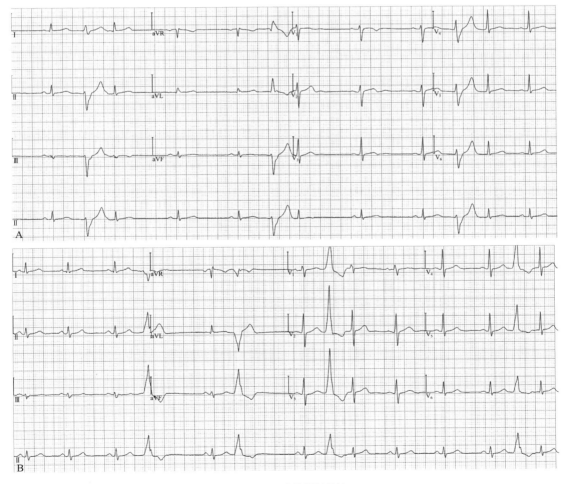

图 3-0-9　室性期前收缩

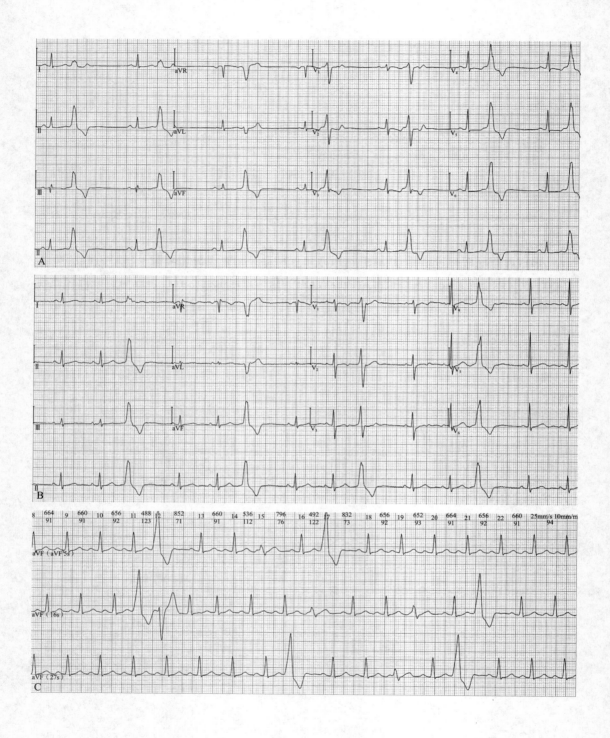

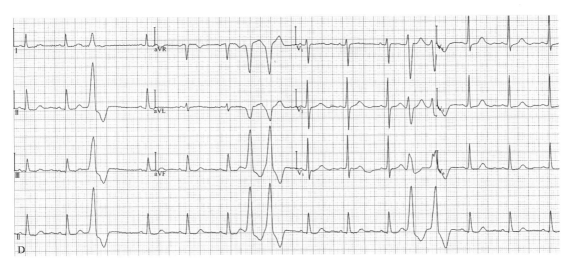

图 3-0-10 室性期前收缩的类型

A. 室性期前收缩二联律；B. 室性期前收缩三联律；C. 多形性室性期前收缩；D. 成对室性期前收缩。

**2．室性心动过速** 心电图表现：① 频率多在 140~200 次/min，节律可稍不齐；② QRS 波群形态宽大畸形，时限通常＞0.12s；③ 如能发现 P 波，并且 P 波频率慢于 QRS 波频率，PR 间期无固定关系（房室分离），则可明确诊断；④ 偶尔心房激动夺获心室或发生室性融合波，也支持室性心动过速的诊断。（图 3-0-11）

**3．心室颤动** 心电图表现为：QRS-T 波完全消失，出现大小不等、极不均匀的低小波，频率为 200~500 次/min，是极为严重的致死性心律失常。（图 3-0-12）

心室颤动往往是心脏停止跳动前的短暂征象，也可以因急性心肌缺血或心电紊乱而发生。由于心脏出现多灶性局部兴奋，以致完全失去泵血功能。

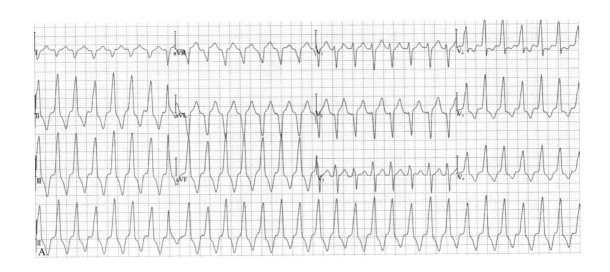

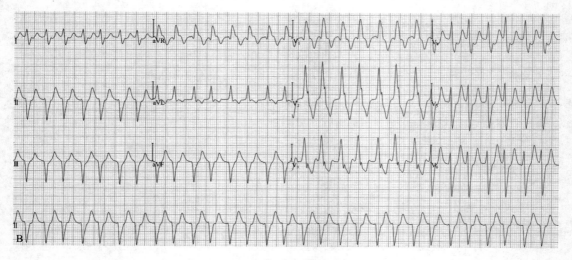

图 3-0-11　室性心动过速

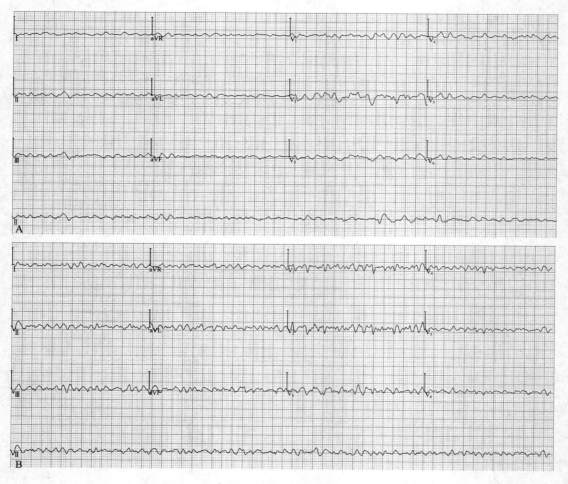

图 3-0-12　心室颤动

## 任务实施

心电图检查技术操作流程见表 3-0-1。

## 任务评价

心电图检查任务学习自我检测单见表 3-0-5。

表 3-0-5　心电图检查任务学习自我检测单

| 姓名 | | 专业 | | 班级 | | 学号 | |
|------|---|------|---|------|---|------|---|

| | | | | | | | |
|---|---|---|---|---|---|---|---|
| 理论知识 | 室性期前收缩的心电图特点： | | | | | | |
| | 室性心动过速的心电图特点： | | | | | | |
| | 室颤的心电图特点： | | | | | | |
| 检查实施 | 请对心电图进行判读： | | | | | | |

续表

| 检查实施 | 判读结果： |
|---|---|

（朱秀华　朱文静）

---

## 任务五

# 房室传导阻滞

## 任务目标

1. **素质目标**　具有医者仁心的职业素养。
2. **知识目标**　掌握心电图检查的内容和注意事项。
3. **能力目标**　能够熟练进行心电图检查并对结果进行正确判读。

## 任务导入

高某，女性，55 岁，胸闷、心悸 5d 就诊，拟行心电图检查。

要求：① 完成心电图检查；② 告知患者检查结果并解读。

## 相关理论知识

房室传导阻滞是一种临床上常见的心脏传导阻滞类型，可发生在不同解剖学水平。在房内的结间束传导延缓即可引起 P-R 间期延长。房室结和希氏束是常见的发生传导阻滞的部位，若左右束支同时出现传导阻滞，也归于房室传导阻滞。阻滞部位越低，潜在节律点的稳定性越差，危险性就越大。房室传导阻滞多由器质性心脏病所致，少数可见于迷走神经张力增高的正常人。（图 3-0-13）

1. **一度房室传导阻滞**　心电图主要表现为 P-R 间期延长。若成人 P-R 间期＞0.20s（老年人 P-R 间期＞0.22s），或对两次检查结果进行比较，心率没有明显改变而 P-R 间期延长超过 0.04s，即可诊断为一度房室传导阻滞（图 3-0-14）。

2. **二度房室传导阻滞**　分两种类型：① 二度 I 型房室传导阻滞（称 MorbizⅠ型）：表现为 P 波规律出现，P-R 间期逐渐延长，直至 1 个 P 波后脱漏 1 个 QRS 波群，漏搏后房室传导阻滞得到一定改善，P-R 间期又由缩短逐渐延长，周而复始，称为文氏现象（图 3-0-15）；② 二度 II 型房室传导阻滞（称 MorbizⅡ型）：表现为 P-R 间期恒定，部分 P 波后无 QRS 波群（图 3-0-16）。

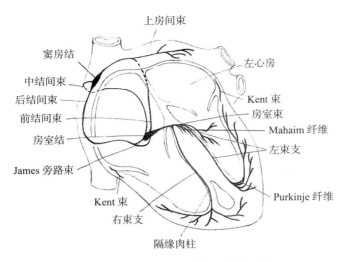

图 3-0-13　心脏传导系统模式图

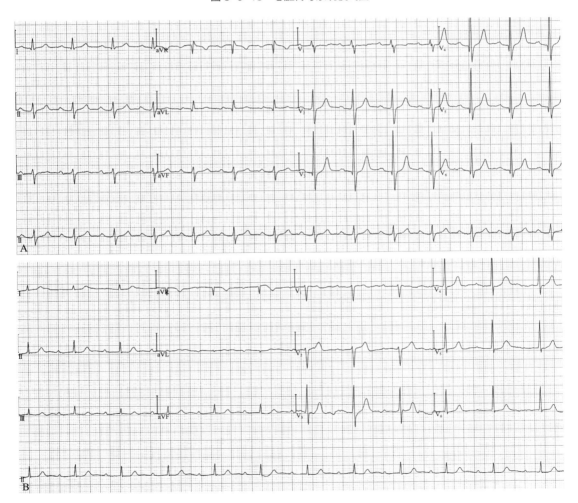

图 3-0-14　一度房室传导阻滞

**3. 三度房室传导阻滞**　又称完全性房室传导阻滞。来自房室交界区以下的潜在起搏点发放激动，出现交界性逸搏心律（QRS 形态正常，频率一般为 40~60 次/min）或室性逸搏心律（QRS 形态宽大、畸形，频率一般为 20~40 次/min），以交界性逸搏心律多见。由于心房与心室分别由两个不同的起搏点激动，故各自保持自身的节律。心电图表现为：P 波与 QRS 波毫无关系（P-R 间期不固定），心房率快于心室率（图 3-0-17）。

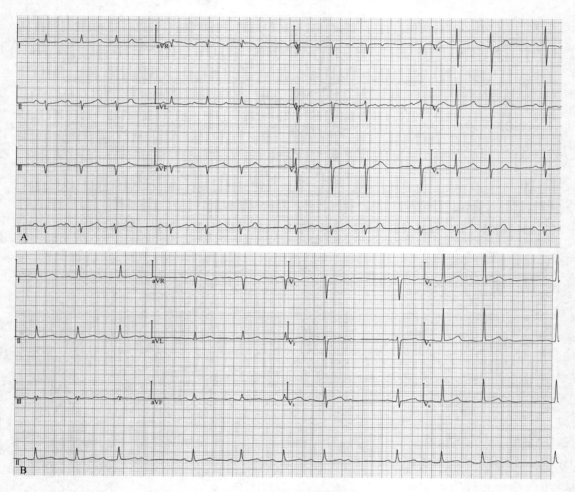

图 3-0-15　二度 I 型房室阻滞

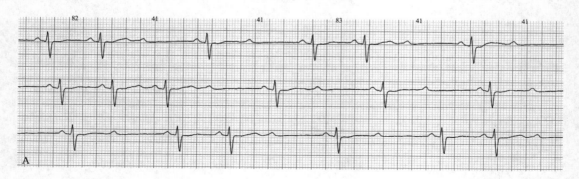

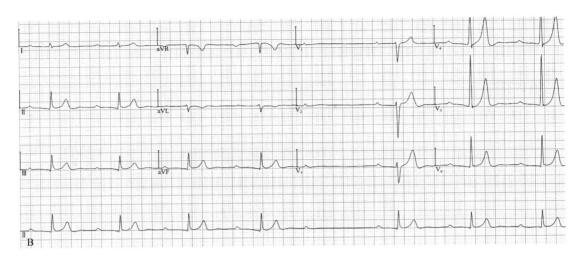

图 3-0-16 二度 II 型房室阻滞

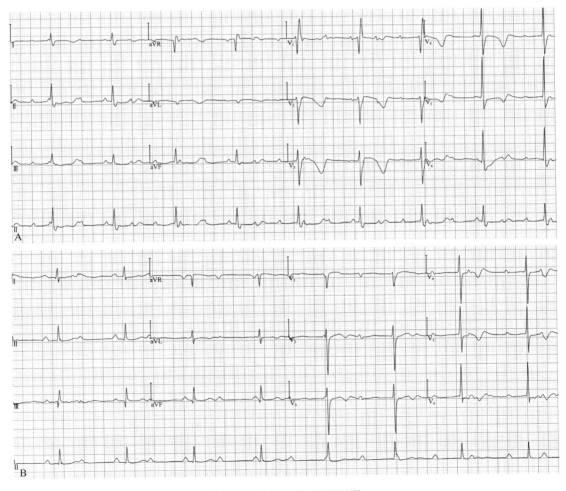

图 3-0-17 三度房室传导阻滞

## 任务实施

心电图检查技术操作流程见表 3-0-1。

## 任务评价

心电图检查任务学习自我检测单见表 3-0-6。

表 3-0-6　心电图检查任务学习自我检测单

| 姓名 | | 专业 | 班级 | 学号 |
|---|---|---|---|---|
| 理论知识 | 一度房室传导阻滞的心电图特点： | | | |
| | 二度房室传导阻滞的心电图特点： | | | |
| | 三度房室传导阻滞的心电图特点： | | | |
| 检查实施 | 请对心电图进行判读：<br> | | | |
| | 判读结果： | | | |

（朱秀华　张　彩）

## 任务六

# 急性心肌梗死

## 任务目标

1. **素质目标**　具有医者仁心的职业素养。
2. **知识目标**　掌握心电图检查的内容和注意事项。
3. **能力目标**　能够熟练进行心电图检查并对结果进行正确判读。

## 任务导入

汪某，男性，62 岁，剧烈胸痛 1h 就诊，拟行心电图检查。

要求：① 完成心电图检查；② 告知患者检查结果并解读。

## 相关理论知识

绝大多数心肌梗死是在冠状动脉粥样硬化的基础上发生完全性或不完全性闭塞所致。属于冠心病的严重类型，除了临床表现外，心电图的特征性表现及其演变规律是确定心肌梗死诊断和判断病情的重要依据。

冠状动脉发生闭塞后，随着时间的推移，在心电图上可先后出现缺血、损伤和坏死类型的图形。各部分心肌接受不同冠状动脉分支的血液供应，因此图形改变常具有明显的区域特点。心电图显示的电位变化是梗死后心肌多种心电变化综合的结果。

**1. 急性心肌梗死的心电图表现**　主要包括异常 Q 波（时间≥0.04s，振幅≥1/4R）、ST 段抬高（或压低）、T 波倒置等 3 种改变，这 3 种改变同时存在，急性心肌梗死的诊断基本确立。

**2. 心肌梗死的图形演变及分期**　发生急性心肌梗死后，心电图的变化随着心肌缺血、损伤、坏死的发展和恢复而呈现一定的演变规律。根据心电图图形的演变过程和演变时间可分为超急性期、急性期、近期（亚急性期）和陈旧期。

（1）早期（超急性期）：急性心肌梗死发生数分钟后，首先出现短暂的心内膜下心肌缺血，心电图上出现高大的 T 波，后迅速出现 ST 段呈上斜型抬高，与高耸直立 T 波相连。由于急性损伤性阻滞，心电图上可见 QRS 振幅增高，并轻度增宽，但尚未出现异常 Q 波。这些表现仅持续数小时，临床上多因持续时间太短而不易记录到。

（2）急性期：心肌梗死发生数小时或数日后，甚至可持续至数周，心电图呈现一个动态演变过程。表现为 ST 段呈弓背向上抬高，抬高显著者可形成单向曲线，继而逐渐下降；心肌坏死导致面向坏死区导联的 R 波振幅降低或丢失，出现异常 Q 波或 QS 波；T 波由直立开始倒置，并逐渐加深。坏死型的 Q 波、损伤型的 ST 段抬高和缺血型的 T 波倒置在此期内可同时并存。（图 3-0-18 ~ 图 3-0-20）

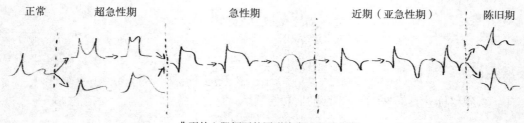

正常　　　超急性期　　　　　急性期　　　　　近期（亚急性期）　　　陈旧期

典型的心肌梗死的图形演变过程及分期

图 3-0-18　急性 ST 段抬高型心肌梗死（ST segment elevation myocardial infarction，STEMI）
心电图演变示意图

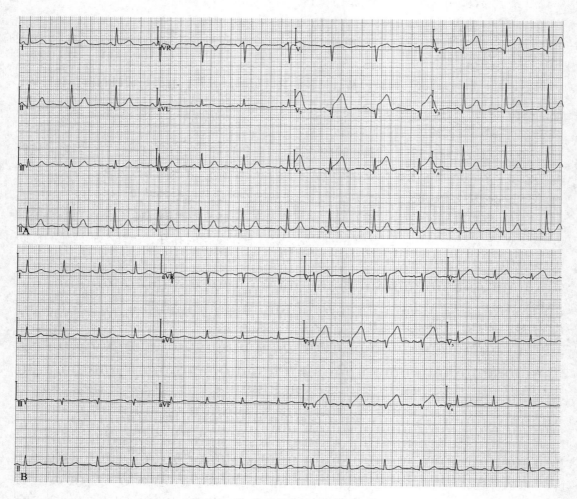

图 3-0-19　急性前壁心肌梗死的心电图

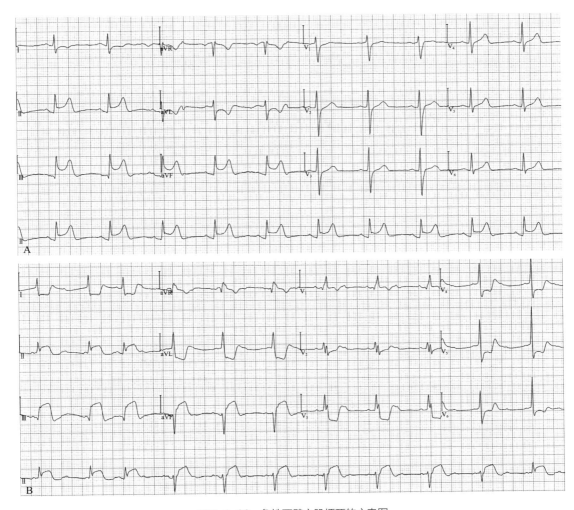

图 3-0-20 急性下壁心肌梗死的心电图

（3）近期（亚急性期）：出现于梗死后数周至数月，此期心电图以坏死及缺血图形为主要特征。表现为抬高的 ST 段恢复至基线，缺血型 T 波由倒置较深逐渐变浅，坏死型 Q 波持续存在。

（4）陈旧期：常出现在急性心肌梗死 3~6 个月之后或更久，心电图表现为 ST 段和 T 波恢复正常或 T 波持续倒置、低平，趋于恒定不变，残留坏死型的 Q 波。理论上异常 Q 波将终身持续存在，但随着瘢痕组织的缩小和周围心肌的代偿性肥大，其范围在数年后有可能明显缩小。小范围梗死的图形改变可能变得很不典型，异常 Q 波甚至可能消失。

近年来，急性心肌梗死的检测水平、诊断手段及治疗技术已取得突破性进展。通过对急性心肌梗死者早期实施有效治疗（如溶栓、抗栓或介入性治疗等），已显著缩短整个病程，并可改变急性心肌梗死的心电图表现，可不再呈现上述典型的演变过程。

**3．心肌梗死的定位诊断** 心肌梗死的部位主要根据心电图上表现出的坏死型图形

（异常 Q 波或 QS 波）出现于哪些导联而作出判断。发生心肌梗死的部位多与冠状动脉分支的供血区域相关，因此，心电图的定位基本与病理一致（表 3-0-7）。

表 3-0-7　心电图导联与心室部位及冠状动脉供血区域的关系

| 导联 | 心室部位 | 供血的冠脉 |
|---|---|---|
| Ⅱ、Ⅲ、aVF | 下壁 | 右冠状动脉及左回旋支 |
| Ⅰ、aVL、$V_5$、$V_6$ | 侧壁 | 左前降支或左回旋支 |
| $V_1 \sim V_3$ | 前间壁 | 左前降支 |
| $V_3 \sim V_5$ | 前壁 | 左前降支 |
| $V_1 \sim V_5$ | 广泛前壁 | 左前降支 |
| $V_7 \sim V_9$ | 正后壁 | 左回旋支或右冠状动脉 |
| $V_{3R} \sim V_{4R}$ | 右心室 | 右冠状动脉 |

　　心电图导联与心室部位的关系为：① 急性前间壁心肌梗死时，$V_1 \sim V_3$ 导联出现异常 Q 波或 QS 波；② 急性前壁心肌梗死时，异常 Q 波或 QS 波主要出现在 $V_3$、$V_4$（$V_5$）导联；③ 急性侧壁心肌梗死时，在 Ⅰ、aVL、$V_5$、$V_6$ 导联出现异常 Q 波；如异常 Q 波仅出现在 $V_5$、$V_6$ 导联称为前侧壁心肌梗死，如异常 Q 波仅出现在 Ⅰ、aVL 导联称为高侧壁心肌梗死；④ 急性下壁心肌梗死时，在 Ⅱ、Ⅲ、aVF 导联出现异常 Q 波或 QS 波；⑤ 急性正后壁心肌梗死时，$V_7$、$V_8$、$V_9$ 导联记录到异常 Q 波或 QS 波，而与正后壁导联相对应的 $V_1$、$V_2$ 导联出现 R 波增高、ST 段压低及 T 波增高；⑥ 如果大部分胸导联（$V_1 \sim V_5$）都出现异常 Q 波或 QS 波，则称为广泛前壁心肌梗死。

　　在急性心肌梗死早期，尚未出现坏死型 Q 波，可根据 ST-T 段的异常（ST 段抬高或压低，或 T 波异常变化）出现于哪些导联来判断梗死的部位。

## 任务实施

　　心电图检查技术操作流程见表 3-0-1。

## 任务评价

　　心电图检查任务学习自我检测单见表 3-0-8。

表 3-0-8　心电图检查任务学习自我检测单

| 姓名 | 专业 | | 班级 | 学号 | |
|---|---|---|---|---|---|
| 理论知识 | 急性前壁心肌梗死的心电图特点： | | | | |

续表

| 理论知识 | 急性下壁心肌梗死的心电图特点： |
|---|---|
| 检查实施 | 请对心电图进行判读：<br>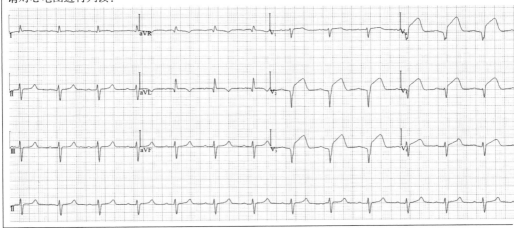<br>判读结果： |

（朱秀华　张　靓）

项目三　心电图检查教学课件

# 参考文献

［1］万学红，卢雪峰. 诊断学［M］. 9版. 北京：人民卫生出版社，2018.

［2］陈灏珠，钟南山，陆再英. 内科学［M］. 9版. 北京：人民卫生出版社，2018.

［3］龙明，张松峰. 外科学［M］. 9版. 北京：人民卫生出版社，2018.

［4］殷翠. 急危重症护理［M］. 北京：人民卫生出版社，2018.

［5］周建军，顾润国. 临床医学实践技能［M］. 2版. 北京：人民卫生出版社，2020.

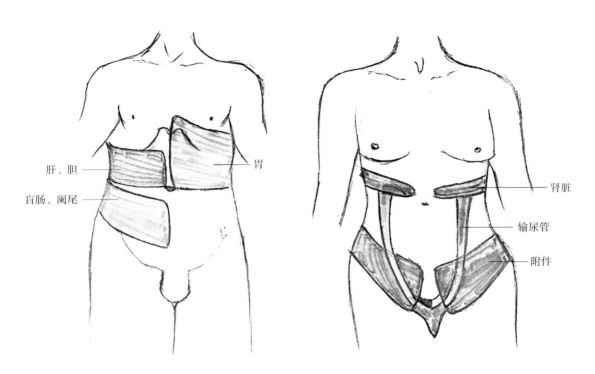

图 1-5-3　腹部常见疾病的压痛部位